脂肪魔術師

增脂、減脂、補脂，雕刻完美曲線

安德森整形外科診所院長
前林口長庚紀念醫院院長
鄭明輝——著

【推薦序】實用且具價值之作

李伸一／消基會共同創辦人、前監察委員、國策顧問

我與鄭明輝院長認識於一九八八年一場球敘，他正值休假中，看起來一派輕鬆，揮著球桿，說的都是醫院和病患的事，當時他剛升任長庚醫院主治醫師，準備到美國休士頓安德森癌症中心（MD Anderson Cancer Center）精研最新顯微乳房重建術及脂肪組織工程。正好我兒子得到全額獎學金要到休士頓萊斯大學（Rice University）攻讀博士學位，因此機緣也常有接觸，而對他有更進一步的了解，知道他是位既有醫術又有醫德的好醫師，經過各種歷練，已成全球乳房重建，淋巴水腫及脂肪組織工程的權威醫師，創下多項亞洲第一，世界第一的佳績，實為醫界之光也是台灣之光。

鄭院長因醫術優異，美國安德森癌症中心曾以豐厚條件挖角，卻被他婉拒，將研究成果帶回台灣造福國人，也因為在醫學上的成就，鄭院長經常受邀到哈佛、史丹佛、梅約診所（Mayo Clinic）等知名大學與癌症中心演講、教學，並獲聘密西根大學（University of Michigan）醫院兼任教授，也吸引上千國際醫師專程來台向他學習醫術，而其醫術及行政人力更被台塑集團高層所賞識，而拔擢擔任林口長庚醫院副院長、院長。

鄭院長除了精研醫術外，又喜歡研究創作發明、寫作及學術交流，二〇二三年為了保有更多自主時間，從事醫療研究嘉惠更多患者及創作與寫作，而自長庚醫院辭職，創設安德森整形外科診所及安德森生技公司。

說到鄭院長的研究及著作方面，鄭院長就二十幾年乳房重建與淋巴水腫臨床經驗著作，發表包括《乳癌奇蹟治癒》的暢銷書及《淋巴水腫手術原則與實踐》英文教科書。現在又以其精研的脂肪組織工程經驗，著作《脂肪魔術師》，讓讀者了解肥胖與體重的關係、導致肥胖的多重因素、肥胖與過重導致的健康代價、實用的減重方法，並破解減重的迷失，對肥胖想減重或想讓曲線玲瓏的朋友是一大福音。

總之，此本《脂肪魔術師》對一般民眾很實用，值得一讀再讀，對同業更具參考價值，在此特別推薦本書給每一位讀者。

【推薦序】映照出脂肪真實面貌的鏡子

黃志芳／中華民國對外貿易發展協會董事長

在社群媒體與廣告鋪天蓋地塑造「瘦即是美」的今日社會，「脂肪」已成為多數人焦慮的來源，它是健身房裡鏡子的敵人，是美食餐桌上慾望的對立面，更是醫學報告中令人不安的風險指標。我們用盡各種方法「對抗」脂肪，卻從未真正理解它存在的意義。鄭明輝教授《脂肪魔術師》一書，以專業的醫學角度及豐富的臨床經驗，引導我們跳脫「消滅脂肪」的單一思維；溫暖又發人深省的提問「如果脂肪會說話，它想告訴我們什麼？」帶領讀者開始一場與身體深度對話的旅程。

鄭教授指出，脂肪並非純粹的敵人，而是人體在進化與環境中形成的智慧結晶，是反映壓力、荷爾蒙與代謝變化的訊號。從根本解構體重數字的迷思，說明為何男性易囤積內臟脂肪、女性的皮下脂肪數量早在青春期就被決定。這些看似「不公平」的差異，其實是演化為了生存所留下的密碼，提醒我們不能用一把尺量所有人，睿智的解答了所有人心中的疑問。

書中探討導致肥胖的多重因素，不僅是基因與飲食，還有社會文化與生活環境的影響。這超越一般醫療專業人員的宏觀角度，讓我們在追求健康的同時，也學會了同理與理解。正如鄭教授所言，「脂肪可以載舟，亦可覆舟」，關鍵在於如何與它和平共處。體重管理不該迷信單一方法，不論是心理調適、生酮飲食或中醫埋線，每種方式都只是工具，重點在於是否與個人體質與生活模式契合。這種因人而異、尊重個體差異的觀點，為被減重失敗困擾的人們帶來新的希望。

本書不只是一本減肥手冊，而是一部身體的說明書，一面映照脂肪被汙名化的鏡子。它邀請讀者拋開對脂肪的仇視，轉而理解身體傳遞的訊號，並用科學與同理重新建立與自身的關係。

誠摯推薦給每一位曾為體重困擾、在健康路上徬徨的人。當我們學會以理解取代對抗，理想體態將不再是痛苦的獎盃，而是健康與自信自然流露的樣貌。而那艘名為身體的船，唯有真正願意與脂肪對話的人，才能穩穩掌舵，駛向生命的平衡與豐盛。

【推薦序】破除迷思，更科學、健康、自在

林奏延／艾萬霖生技公司創辦人、前衛生福利部部長

我與鄭明輝教授的緣分始於林口長庚醫院共事的時期。當時他擔任副院長，參與多項醫院行政事務，特別是在醫療評鑑與感控安全方上投注極大心力，展現出對醫療品質與病人安全的高度重視。

二〇一五年發生的八仙塵暴事件，我當時是衛福部次長，是台灣史上最嚴重的大規模燒燙傷災難，造成十五人不幸罹難，將近五〇〇人輕重傷。鄭教授當時擔任林口長庚的醫療總指揮官，負責統籌院內收治的五十四位患者，其中逾半為極重度傷患。他展現出極高的專業素養與責任感，表現深獲肯定。後續更受衛福部委託，與台北榮總的馬旭主任共同擔任「八仙塵爆醫療處理小組」召集人，協調全台醫療資源、支援各大醫院，甚至親赴區域醫院指導重症患者的照護。在那段艱難的時期，我們合作密切且愉快，順利將災害造成的傷害降至最低，也成功整合全台醫療能量。相關資料亦被系統性整理並發表於國際期刊。鄭教授在這段危機應變過程中，不僅展現冷靜應對的專業判斷，更發揮了統籌協調與領導統御的高度能力，令人由衷敬佩。

鄭教授自長庚退休後，依然不懈前行，持續深耕醫學領域。不僅陸續發表英文論文，也積極推廣中文醫學知識普及，讓更多人以平易近人的方式理解重要的健康議題。他的新作《脂肪魔術師》，正是將現代人最關注的肥胖議題加以梳理，從脂肪的角色、體重管理，到增脂與減脂的邏輯與方法，深入淺出地引領讀者掌握正確的觀念。

近年我也投入生技產業，專注於外泌體的研究與開發。在本書最後一章，鄭教授以專業角度比較脂肪幹細胞與外泌體的功能、優劣與互補性，切中關鍵，展現他在脂肪研究領域深耕二十餘年的學術底蘊。令人欣喜的是，他成功將艱澀的專業知識轉化為全民皆能理解與受益的實用常識，真正落實了醫學普及的初心與使命。

我誠摯推薦《脂肪魔術師》這本書，深信每位讀者都能從中獲得啟發，重建對脂肪的認識，擺脫長久以來的誤解與迷思，邁向更科學、更健康、更自在的生活方式。

【推薦序】大道甚夷，而民好徑

吳明賢／台大醫院院長

繁體中文是博大精深的文化，其中「我」字若少了一撇就成了「找」，那找尋失去的什麼，才能恢復完整的我呢？不同的人有不同的答案，你問公司的董事長或執行長，答案或許是「財富」；問檯面上政治人物，可能是權勢；問大學教授，則回答八九不離十是學術。基於不同的價值觀，會有大相徑庭的回答。而不管是哪一個答案，對我們專業的醫療人員而言，皆不十分滿意，因為「健康」才是我們的核心價值。

由於工業化及經濟發展，讓生活型態脫離我們基因原本設定的遊牧和農耕生活，目前因「四體不勤、五穀不分」靜態久坐的生活型態所造成的代謝症候群、糖尿病、心血管疾病和癌症，已經成為威脅全人類的健康大敵！這些可怕的疾病都有一個共同的危險因子——肥胖。的確體重過重、肥胖已經不是美觀的問題，而是不折不扣的健康議題，世界衛生組織早已把肥胖視為疾病，因此目前全世界最暢銷的藥物是所謂的「減肥針」，而販售此藥的藥廠也因此大發利市，成為世界知名的大藥廠。

市面上談減重的書籍不少，但是能夠兼具學術性、實用性、可讀性的仍屬鳳毛麟角。我認識的鄭明輝院長，他是國際知名的整形外科醫師，不止在脂肪幹細胞的基礎研究及淋巴水腫的手術聞名遐邇，個人躍上國際舞台，也讓台灣在世界醫學發展史上占有一席之地。難能可貴的是他願意從學術殿堂走入民間，花費時間心力編寫這本《脂肪魔術師：增脂、減脂、補脂，雕刻完美曲線》，破除我們對體重、脂肪的迷思，提供正確實用的減重方式，特別是由整形外科的權威醫師來執筆說明，其內容更具說服力，是集學術性和權威性於一體，而且文字淺顯易懂，實在是最精闢的精典之作！

在這資訊碎片化的時代，民眾已經很少買書及讀書了！大家更傾向於從隨手可得的數位化影像、影片來獲取健康甚至疾病的訊息，但是這些工具最擅長的不是讓人理性思辨，而是把複雜的議題變成情緒性的表演和流量的生意，造成既不健康，也無法獲得合乎實證的治療，可惜民眾對這些博人眼球的報導及以行銷商業利益為目的宣傳，仍趨之若鶩，甚至深信不疑，花錢找罪受。「人的影響短暫而微弱，書的影響廣泛而深遠」（普希金語）。書是唯一不死的東西，這本由鄭醫師所撰，有關脂肪和減重的經典和指南的完成，靠的是他對醫學的熱情及專業的堅持，本人很樂意推薦給所有想提升健康識能和促進健康的民眾作為參考書，深信「開卷有益」，一定會讓你更好看，更健康！

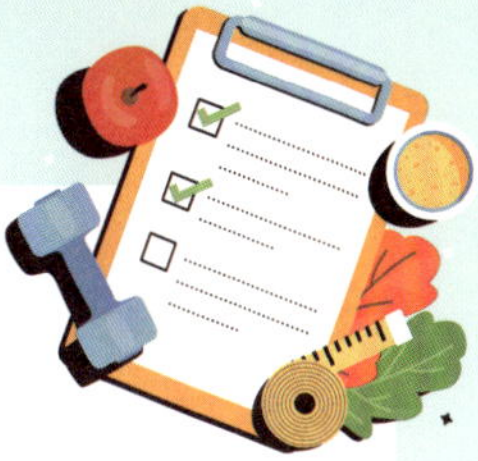

【推薦序】脂肪魔術師，減重宜及時

施壽全／前馬偕醫院院長、台灣安寧照顧基金會董事長

威脅現代人身體健康與生命安全的最主要的兩大類疾病，分別是癌症與心血管疾病。體重過重與肥胖，與高血壓、糖尿病及高血脂症，都是心血管疾病的危險因子，而經常性的高熱量飲食，伴隨著體重增加，也是推升一些癌症，包括如乳癌與大腸直腸癌發生率的重要原因。常見伴隨肥胖的脂肪肝，如今也取代病毒，「演奏」起肝炎、肝硬化與肝癌的另一首「三部曲」。

過重與肥胖，也會影響給人的印象。「內涵」還暫不需要展現或比較，出眾的「五官」與適當的「體型」，在工作與社交場合上，就會一開始居於比較有利的地位，這雖然不太公平，但現實就是如此，也無可奈何。

所以，無論是為了維護身體健康，或為了在職場上取得先發優勢，對於體重過重者來說，「減重」都是必要之舉。但減重說起來容易，要達成目標，可就得下點功夫了。我的好友前長庚醫院院長、現任安德森整形外科診所院長的鄭明輝教授，最近出版的這本《脂肪魔術師》，正好就是面對體重過重或肥胖問題疑惑一大堆、卻不知該如何是好的人，提供最妥善解答的珍貴寶典。

提起「脂肪」，或許直覺就會讓人感到「油膩」、「呆滯」，甚至是「累贅」，這真是天大的誤會，因為脂肪其實對人體有很重要的功能，包括：它是所有細胞細胞膜的基本結構之一、屬於脂肪的膽固醇，是許多激素（荷爾蒙）製造的主要來源，以及脂肪有保護內臟的作用等等。

脂肪雖是熱量儲存的地方，但必要時，它也可動員轉換成能量供身體使用，並非「一灘死油」。不同顏色與區塊的脂肪，功能也不同。脂肪細胞也會分泌一些調控因子，影響身體的免疫反應，所以脂肪其實是相當聰明靈活的。

脂肪肝代表肝臟儲存過多脂肪，通常是藉由超音波診斷。但超音波檢查肝臟，有些人雖然看起來有脂肪肝（迴音增強）現象，但脂肪旁邊，卻常可看到一些迴音相對較弱的區塊。早年執行超音波檢查者對此狀況不太了解，誤判為腫瘤或轉移性肝癌，以後才了解這其實是

「脂肪局部缺損」。肝臟從正常變成脂肪肝，或者相反，過程中增加或移除脂肪，就會出現局部缺損，如此就像變魔術一樣，讓無經驗者陷入診斷上的困擾，所以鄭院長說，脂肪就是一位魔術師。

因此，鄭院長的新書，從建立對「脂肪」的「敬畏」態度開始，首先要讓讀者了解，身體存有適量脂肪的必要性，以及為何會產生脂肪蓄積過多的種種原因。本書深入淺出、鉅細靡遺的講述了如何瘦身的正確方法，也對於訊息平台上，堪稱「滿坑滿谷」的減重資訊提出針砭，提醒大眾應該相信科學，不要受到一些人云亦云的傳說迷惑，執行可能有傷自己身體的方法。

雖然有一些過重不嚴重的人，可以藉由生活飲食、運動或給予藥物來減重，但對於一些所謂「病態性肥胖」者，光靠內科方法無法解決的狀態，鄭院長也介紹了目前可靠的一些外科減重手術。

此外，也有一些人身體脂肪的分布，明顯影響「觀瞻」，全身性的減重方法，對於這類特殊肥胖者效果並不好，身為整形外科泰斗的鄭院長，也詳細解說了「抽脂術」的來龍去脈。需要局部抽脂，但到底安不安全？醫師是否對這項手術已有通透了解，並具備妥善技巧而值得信賴？從鄭院長的新書中，可以找到答案。

據估計，大約有四分之一人口，存在體重過重與肥胖的情形，這的確是個會影響許多人生理與心理健康，需要密切關注的課題。但什麼時候該應啟動「減重」的任務呢？「當下」就是最適切的時機。誰都不是局外人，誰都喜歡觀賞魔術，但觀賞魔術的極致樂趣之餘，其最大困惑就是，魔術師是怎麼辦到的？鄭院長就是拆解脂肪所表演魔術之奧妙的專家，細細品味本書，你就可以明白搬移與調整脂肪，達到瘦身與塑身的效果，其技巧與道理何在。

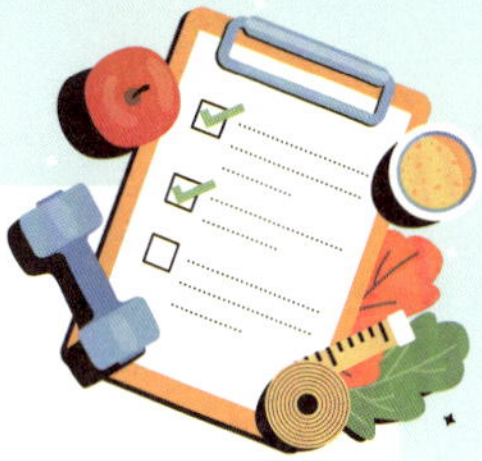

【推薦序】以平等之心看待脂肪

蘇志強博士／中央警察大學名譽教授

「平等心」是待人接物的重要概念，期許人們對待一切事物能沒有差別，同體大悲，無緣大慈；然而，人們往往對脂肪充滿偏見，因此鄭明輝教授不僅希望改變大家的認知，讓脂肪對身體的正面價值也能被認識，甚至在他眼中，脂肪具有「魔術師」的地位。他身為整形外科的世界權威，深知脂肪的妙用，透過顯微重建手術，可讓無數患者美麗、自信更甚以往。本書內容豐富，兼具理論與實踐，相信讀完後一定會對脂肪有全新的理解，也更能以平等心看待它。

但這一切均起源於醫者，依慈悲念，生仁者心，用專業力的心願下，讓醫學專業能在「理事圓融」下實踐！雖然，「樸」是「道」，不雕塑，但「仁者是智慧工畫師」，協助化解眾生脂肪的煩惱執著，用善巧光芒，令無明的長夜中得以甦醒，善導一切有緣，安住那本具的澄湛真心！

【推薦序】讓脂肪成為助力而非敵人

陳義聰／牙醫師公會全國聯合會第十二屆理事長

我與鄭明輝院長認識已有多年緣分。自從他當選台南一中傑出校友後，我們便在校友活動中有了頻繁的接觸與交流。我看見他為了自己的理想，始終勇往直前，這份精神，讓我想起當年我整合牙科診所、組建策略聯盟、創辦牙科專科醫院的初衷。

我一位同班同學——劉人文教授，曾與鄭院長在林口長庚醫院共事多年。他曾分享鄭院長的許多事蹟：不僅醫術精湛、對病患充滿愛心，也展現出極為出色的行政能力，能妥善平衡病人、醫師與醫院三方的需求，是難得一見的全方位醫者。

我們都深信，醫療的本質，是用知識與科技為人們帶來更美好的生活。此次拜讀鄭院長的新作《脂肪魔術師》，收穫良多。他以豐富的臨床經驗與前瞻的醫學視野，引導讀者重新認識脂肪的角色，解構我們過去對「脂肪」的偏見與誤解。

現代人不只追求活得長，更重視活得好。而健康的基礎，不僅限於飲食、運動與睡眠，牙齒與脂肪同樣扮演重要角色。脂肪既非絕對的敵人，也不只是體態的象徵，唯有真正理解它，才能與之和平共處，將其轉化為健康與美麗的助力。

我誠摯推薦這本《脂肪魔術師》，相信每位讀者都能從中獲得啟發，重新定義對健康與自我的認識，邁向更快樂、更自在的人生旅程。

【推薦序】醫者良心的結晶

譚敦慈／林口長庚醫院臨床毒物科護理師

我與鄭明輝教授的緣分，可追溯到我先生——毒物科林杰樑醫師——仍在林口長庚醫院執業、奔走於臨床與公共衛生領域的那段時光。當時我們共同參與一項有關聚丙烯醯胺隆乳併發症的臨床毒物分析研究，那是一段艱辛卻意義深遠的歷程。從一次次為病患檢驗、尋找病因，到公開呼籲社會正視醫療與美容背後的潛在風險，我深刻感受到鄭教授對專業的執著，以及他對每一位病人的溫柔守護。

在我心中，鄭明輝教授和我先生一樣，不只是醫師，更是這個社會上少數願意站出來、為民眾健康發聲的堅定力量。他們的共同特質，就是對生命的敬重與對真相的執著，哪怕背後需要承擔不小的壓力，也從不退縮。正因如此，我始終對鄭教授懷有深厚的敬意與信任。

多年來，我親眼見證鄭教授在醫學研究與臨床實務上的努力與堅持，特別是在脂肪組織工程與脂肪幹細胞等領域的深入鑽研。他始終堅信，醫學的本質是讓人「健康」，而不是「變美」而已。當社會對外貌焦慮越來越高，減重、抽脂、體雕等字眼充斥媒體與廣告時，鄭教授卻選擇走一條更難、卻更負責任的路：用科學數據說話，用醫學專業來教育社會，帶領民眾認識真正安全、有效的減脂減重方式。

現在，他即將出版新書《脂肪魔術師》，這不僅僅是一本減重書，更是一本融合醫學、營養、代謝、心理與生活實踐的全人健康指南。書中沒有聳動的標語、沒有快速見效的口號，而是用最實證的資料，告訴大家脂肪是如何運作、如何影響我們的身體與情緒，又該如何科學地與脂肪「和解」甚至「告別」。這是一本帶著醫者良心寫成的書，每一頁都是鄭教授對讀者健康的用心承諾。

身為長期推廣食安與健康生活的倡議者，我非常清楚民眾在面對減重議題時的焦慮與迷惘。太多錯誤資訊、太多片面觀念，導致許多人在減重的路上走得很辛苦、很受傷。但當我們有像鄭教授這樣的專家站出來，願意把最正確的知識、最穩健的方法，清楚而有條理地說給大家聽，我相信這本書將成為許多人走向健康人生的重要轉捩點。

誠摯推薦這本《脂肪魔術師》給所有想改善體態、想找回健康，也想重新認識自己的你

（妳）。它不只是一本書，更是一位醫師多年累積的智慧與經驗，凝結成的一份禮物。願你（妳）在這本書中，找到不只是瘦身的解方，更是身心平衡、健康長久的生活態度。

作者序

脂肪，是人類最矛盾的夥伴。我們厭惡它堆積在腰腹的頑固，卻渴望它豐盈臉頰的青春；斥責它是健康的威脅，又驚嘆它能修復組織的潛能。這種「愛恨交織」，讓減脂成為一場永無止境的戰爭——但這場戰爭的武器，不該是盲目的對抗，而應是對身體智慧的深刻理解。

本書從一個顛覆性的提問開始：如果脂肪會說話，它想告訴我們什麼？

在臨床工作中，我見過太多人將體重管理簡化為「意志力的較量」。一位女性患者曾流著淚說：「我每天只吃一餐，為什麼肚子上的脂肪還在？」這促使我重新審視問題的本質。正如《孫子兵法》所言：「知彼知己，百戰不殆。」第一章「體重」，將帶您穿透數字的表象：為何男性天生容易囤積內臟脂肪？為何女性的皮下脂肪細胞數量在青春期就注定？這些「不公平」的生理設定，其實是演化留給人類的生存密碼。

當我們在第二章深入「過重與肥胖因素」時，會發現基因、社會階層甚至政策環境，都在暗中編織著一張複雜的脂肪因果網。戶外勞工與辦公室白領面對的「致胖環境」截然不同，這解釋了為何單純強調「少吃多動」往往徒勞無功。

最令人震撼的是第三章「肥胖後遺症」中的醫學真相：脂肪細胞不是沉默的旁觀者，它們會釋放激素影響代謝，甚至改變免疫系統。但這不該成為恐懼的來源——脂肪可以載舟，亦可覆舟。當它在內臟過度堆積，會成為心血管殺手；但當它儲存於適當部位，卻是維持體溫、保護器官的天然護甲。正如我在第四章「控制體重」中所介紹的方法：從心理調適到生酮飲食，從中醫埋線到抽脂雕塑體型，每種方法都是一把鑰匙，關鍵在於找到匹配您體質與生活的那一把。

身為脂肪領域的研究者與臨床醫師，我始終堅持兩個信念：科學應有溫度，醫學須存敬畏。一九九八年，在MD Anderson Cancer Center分離出脂肪幹細胞，並浸注在脂肪組織工程研究時，就以謙卑之心探索脂肪，發現它的深奧遠超乎想像。

此刻，請暫時拋開「消滅脂肪」的執念。本書不是教您「戰勝」身體，而是引導您與脂肪展開深度對話。那些困擾您的游泳圈、蝴蝶袖，或許正訴說著荷爾蒙的失衡、壓力的累積，或是代謝獨特性。

願這本書成為一面鏡子，映照出脂肪被汙名化的真相，也折射出您未曾發現的身體智慧。脂肪可以覆舟，亦可載舟——而舵，始終握在懂得與它對話的人手中。當我們學會以科學為尺、以同理為秤，理想體態將不再是痛苦的獎盃，而是健康與自信自然流淌的模樣。

這本書的主要內容是：脂肪本身就是魔術師，可大可小，無所不在。其次才是醫師知道如何將脂肪變多或變少，或使用脂肪或脂肪幹細胞來改善個人的健康及型態！

你也想成為脂肪魔術師嗎？

目錄

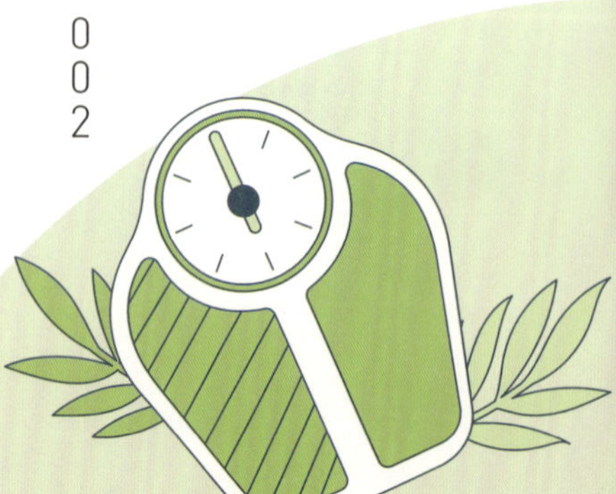

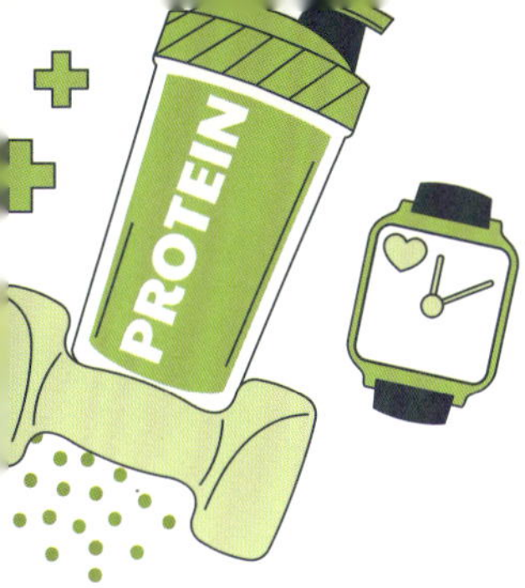

第一章 和體重拔河

了解肥胖與體重的關係，別掉入數字的陷阱

第二章 隱藏在日常中的風險

導致肥胖的多重因素

第三章 肥胖與過重的健康代價

從心血管到骨頭的全身衝擊

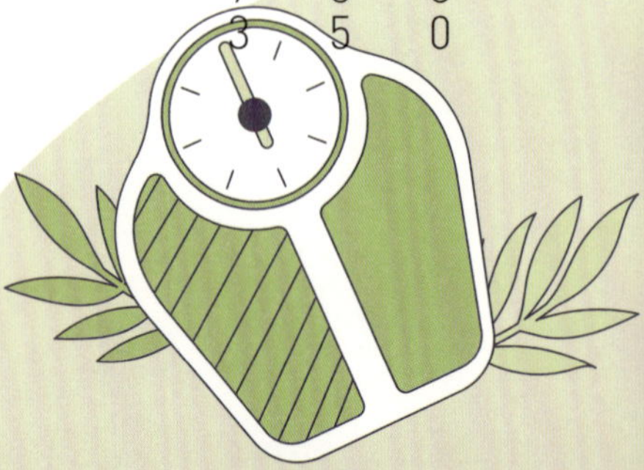

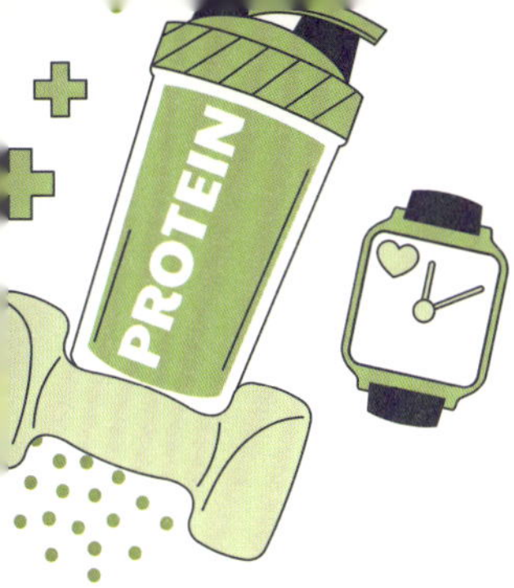

第四章 實用減重方法全解

飲食、運動、中西醫與手術

第五章

破解減重迷思

別再被錯誤觀念耽誤

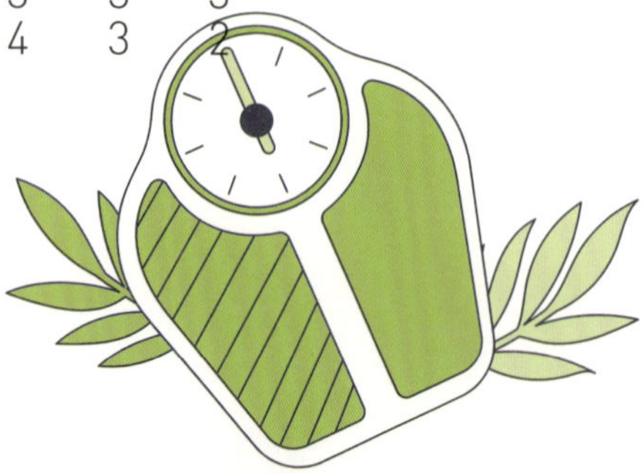

CHAPTER

1

和體重拔河

了解肥胖與體重的關係，
別掉入數字的陷阱

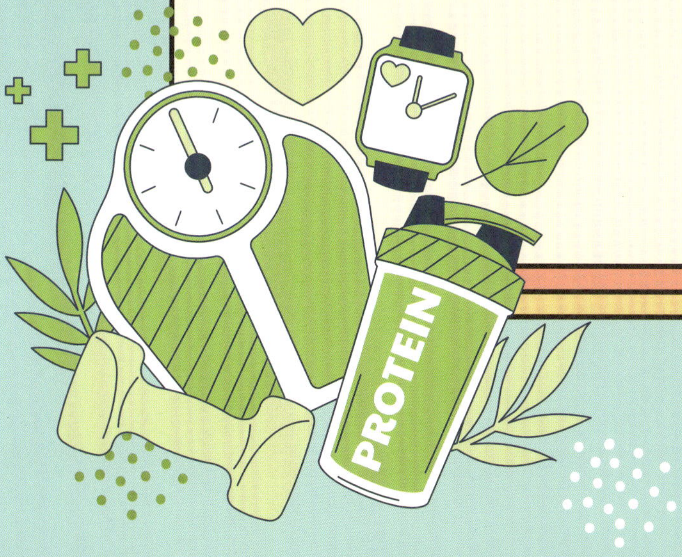

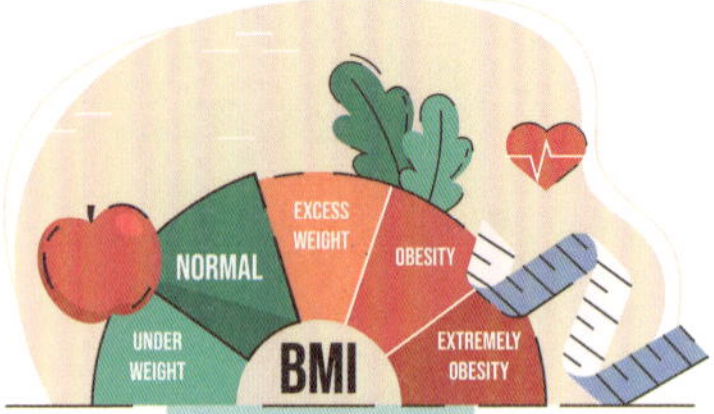

從年齡的角度看體重：身體變化的自然軌跡

年齡與體重之間存在密切的關聯，隨著年齡階段的變化，人體的代謝率、肌肉量、脂肪比例以及生活方式都會有所不同。嬰幼兒時期，體重的增長是生長發育的指標；兒童與青少年階段，體重變化與身高成長密切相關，脂肪細胞也會增加；成年後，新陳代謝逐漸穩定，脂肪細胞數目就停止增加，體重管理成為健康的重要課題；而老年期，體重的變化可能影響身體機能與健康風險。因此，理解不同年齡階段的體重變化，有助於維持健康體態，預防相關疾病，並促進整體生活品質。

年齡與體重的關係因個體差異、基因、生活方式、運動、飲食環境與健康狀況等因素而有所不同。以下是年齡與體重之間的一些常見關係：

1. 兒童和青少年期（一～二十歲）：

在兒童和青少年時期，體重通常隨著年齡的增長而增加。這是因為身體在發育，骨骼、肌肉、脂肪組織和脂肪細胞數目都在增長。

這個階段的體重增長是正常的，但過度的體重增加，抑制骨骼生長，而身高沒有增加，可能導致肥胖問題。

2. 成年期（二十～四十歲）：

在成年早期，體重通常相對穩定，脂肪細胞數目就停止增加，但可能會因為生活方式的變化（如飲食增加、運動習慣減少、上班壓力增加）而有所波動。

隨著年齡的增長，基礎代謝率（BMR）略微下降，這意味著身體消耗的熱量減少。如果不調整飲食和運動習慣，體重可能會逐漸增加。

3. 中年期（四十～六十歲）：

在中年期，體重增加的風險較高。這通常是由於應酬增加、收入穩定，飲食多樣且量多、脂肪變胖以及代謝率下降所致。

這個階段也是許多慢性疾病（如糖尿病、高血壓）開始出現的時期，因此保持穩定的體重尤為重要。

4. 老年期（六十～八十歲及以上）：

在老年期，體重可能會有所下降，這通常是由於肌肉量減少（稱為肌肉減少症）和食慾下降所致。食慾減退與營養吸收能力降低，需特別關注營養攝取，尤其是含蛋白質較多的食物。

然而，有些老年人可能會因為活動量或運動量減少而體重增加，尤其是脂肪在腹部表層堆積。

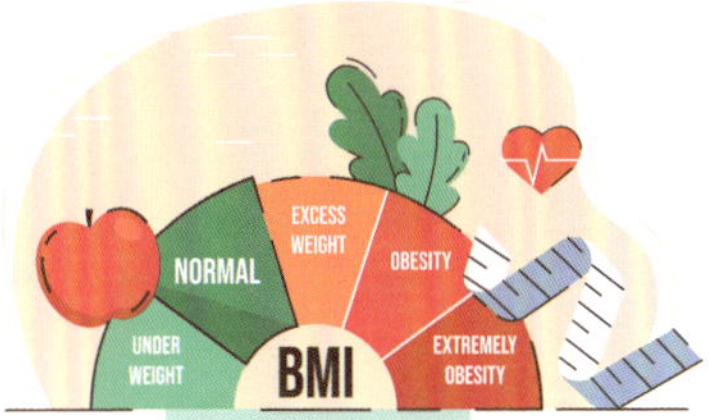

體重變化的關鍵因素

1. 基礎代謝率（BMR）

- 成年以後，隨年齡增長，BMR 逐漸下降，身體消耗能量減少，使體重更容易增加。
- 肌肉量與 BMR 成正比，持續保持運動有助於維持代謝率，運動後補充高蛋白質的食物或低糖豆漿可增加肌肉量。

2. 身體組成

- 肌肉量與脂肪細胞數目在成年後即固定，但其體積及重量可以增加，會隨年齡變化。
- 在成年與老年階段，肌肉減少、脂肪體積、重量增加，會影響體重控制。

3. 荷爾蒙變化

- 青春期的生長激素增加、更年期的雌激素與睪固酮變化，也會影響體重分布與代謝狀況。
- 懷孕、月經期或更年期女性的荷爾蒙變化可能導致體重增加。

4. 生活方式與健康狀況

- 飲食習慣、運動量、睡眠品質、壓力管理等都影響體重。
- 某些疾病與藥物（如甲狀腺功能異常、糖尿病或類固醇）可能導致體重變化。

5. 遺傳因素

- 基因影響體型、食慾、代謝速率等。
- 與肥胖相關的基因包括：
  - FTO基因，影響食慾與食物攝取量，FTO基因的某些變異可能增加個體肥胖的風險。
  - MC4R基因，在大腦中調節食慾和能量消耗。MC4R基因的突變與肥胖的發生密切相關。
  - LEP基因與食慾控制和能量平衡有關，Leptin是由脂肪細胞分泌的荷爾蒙，LEP基因的突變會導致身體對瘦素的抗拒，從而影響食慾調節和體重管理。

- ADIPOQ基因的變異可能會影響脂肪儲存和新陳代謝，Adiponectin是由脂肪細胞分泌的蛋白質，具有提高胰島素敏感性、抗炎作用等。
- PCSK1基因與體內脂肪的積累和食慾調節有關，特別是與食慾控制和代謝率的調整有關。PCSK1基因突變可能導致肥胖。
- KSR2基因與代謝控制和能量平衡有關。KSR2基因突變可能導致代謝紊亂，增加肥胖風險。

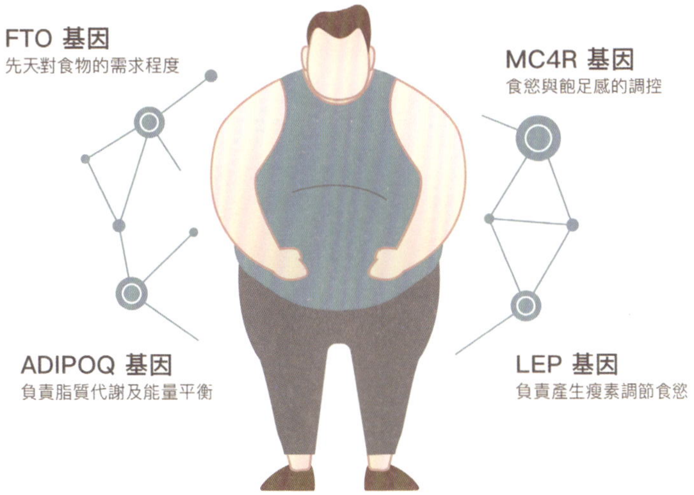

圖1

與肥胖相關的基因

這些基因與環境因素（如飲食、運動習慣等）相互作用，最終可能導致體重增加或肥胖。肥胖的發生通常是多基因與環境因素共同作用的結果，因此單一基因並不足以完全解釋肥胖的形成。

年齡與體重之間的關係反映了人體在不同生命階段的變化與適應。從兒童時期的快速成長，到成年後的體態維持，再到老年期的健康管理，體重在各階段的重要性不容忽視。建議每天早上起床量體重，可了解並尊重這些體重的變化，有助於我們制定更合適的健康策略，從而提升生活品質。透過合理的飲食、適度的運動以及良好的生活習慣，我們可以在每個年齡層都維持理想的體重，達到身心的平衡與健康。

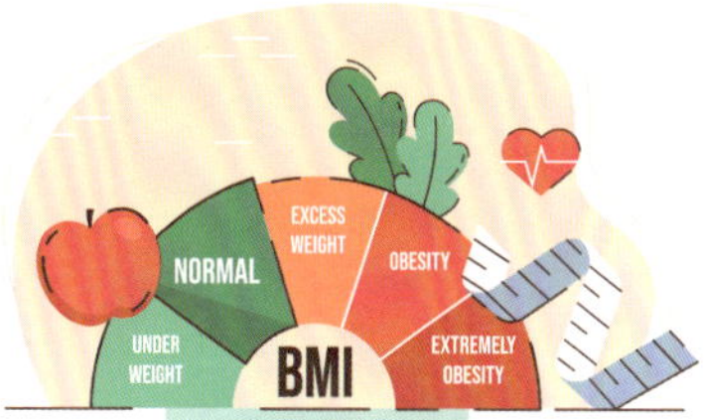

怎樣算是過重與肥胖？

1. 過重的定義（Overweight）

- 依據世界衛生組織（WHO），身體質量指數（BMI）界定體重狀況：
  - ♥ 正常體重：BMI 18.5～24.9
  - ♥ 過重：BMI 25～29.9
  - ♥ 肥胖：BMI 30 以上
- 例子
  - ♥ BMI 計算公式是：BMI＝體重（kg）÷身高（m）^{2}
  - ♥ 身高一七〇公分，體重七十五公斤，BMI＝75÷（1.7）^{2}＝25.95（過重）

- 身高一六〇公分，體重六十八公斤，BMI＝68÷（1.6）^{2}＝26.6（過重）

- **過重**（BMI 25～29.9）的健康風險
  - 高血壓
  - 糖尿病
  - 心血管疾病
  - 關節問題

2. 肥胖的定義（Obesity）

- **當**BMI≧30，即屬於肥胖範圍。
- **肥胖增加健康的風險**
  - 心血管疾病（高血壓、冠心病等）
  - 二型糖尿病
  - 睡眠呼吸中止症
  - 關節脊椎疾病（膝關節炎等）
  - 某些癌症（如乳腺癌、結腸癌等）

性別、年齡與體重的關係

台灣男性平均年齡與體重趨勢

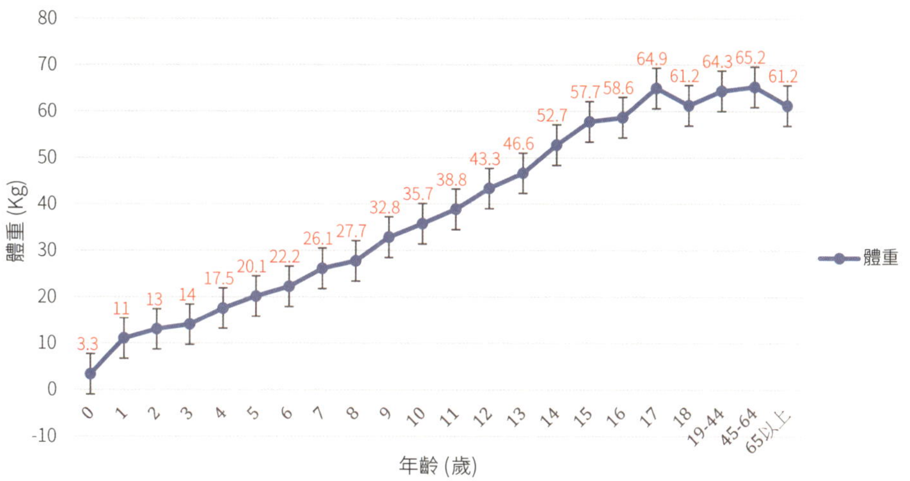

台灣女性平均年齡與體重趨勢

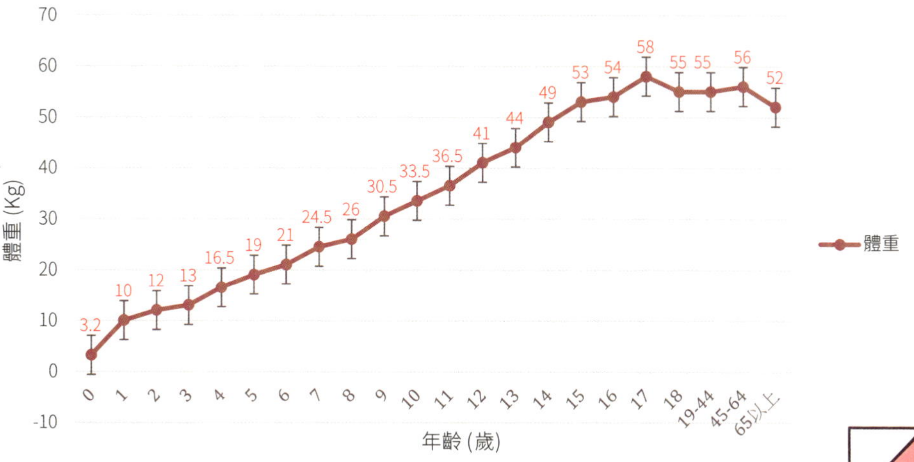

肥胖不僅影響外觀，還可能導致身體健康的長期問題，因此有效的體重管理對於減少這些風險至關重要。

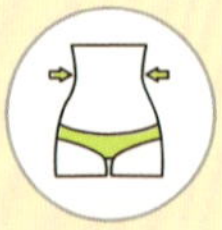

參考資料：

1. Chen, S.-C., Lin, C.-W., Lee, P.-F., Chen, H.-L., & Ho, C.-C. (2021). Anthropometric characteristics in Taiwanese adults: Age and gender differences. International Journal of Environmental Research and Public Health, 18(14), 7712. https://doi.org/10.3390/ijerph18147712
2. Chen, W., & Chang, M.-H. (2010). New growth charts for Taiwanese children and adolescents based on World Health Organization standards and health-related physical fitness. Pediatrics and Neonatology, 51(2), 69–79. https://doi.org/10.1016/S1875-9572(10)60013-0

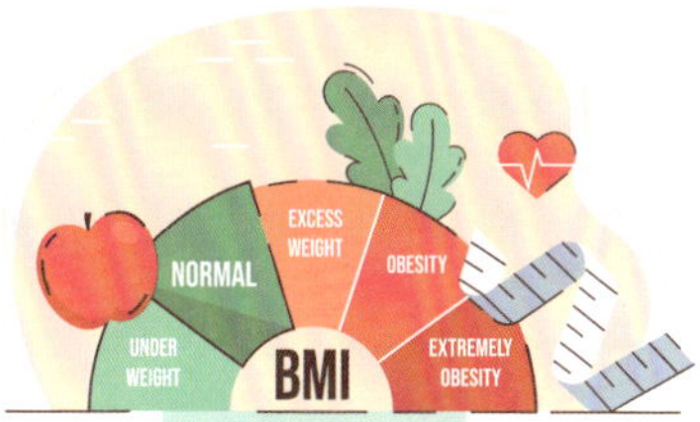

男性與女性的肥胖差異：脂肪堆積的性別密碼

男女在肥胖方面有一些顯著的差異，這些差異來自於生理結構、荷爾蒙影響（睪固酮Testosterone和雌激素Estrogen）、基因等多方面的因素。若需要減重時應考量這些因素，制定個人化的減重策略。透過適當的運動與飲食調整，可以有效減少體脂，維持健康體態。

以下是男女在肥胖方面的不同特性：

1. 脂肪分布的差異

- **女性**：女性的脂肪通常較多儲存在皮下脂肪，主要為白脂肪，特別集中於腹部、臀部、大腿和腰部等部位，形成中下半身肥胖。這種脂肪分布可視為身體為懷孕和哺乳儲備能量的生理機制，被稱為「西洋梨形身材」和「沙漏形身材」。

- **男性**：脂肪主要集中於腹部內臟脂肪（即圍繞內臟的脂肪），分布通常偏向上半身，特別是在腹部和下胸部。雖然成年後脂肪細胞數量相對穩定，但細胞體積可以變大變胖，並與第二型糖尿病密切相關。這類脂肪主要為白色脂肪，使男性更容易出現腹部肥胖（俗稱「啤酒肚」），形成典型的「蘋果型身材」。此外，內臟脂肪的累積與心血管疾病風險息息相關。

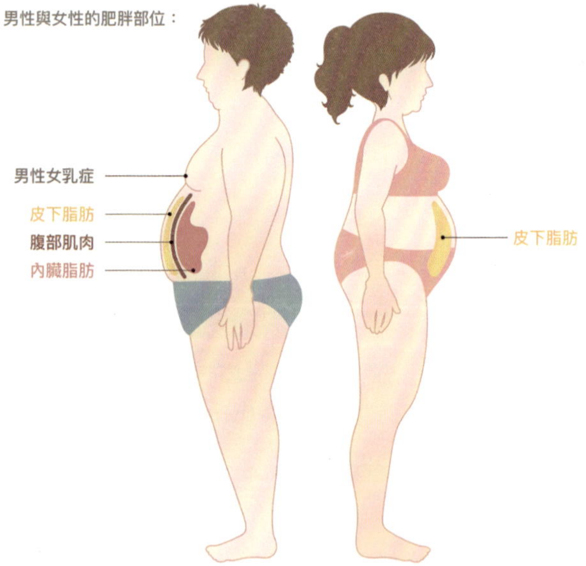

圖 2

男性的脂肪大多堆積在內臟並非皮下，若想抽脂以達到減重或改善體型的效果，會不太理想，建議從飲食方面改善，減少食用精緻澱粉與反式脂肪，控制熱量。女性脂肪則是大多堆積在腹部、臀腿周圍皮下，因此可藉由抽脂雕塑窈窕曲線。

西洋梨形身材

脂肪因雌激素影響，堆積在中下半身（臀部、大腿），即使體脂率正常，中下半身仍顯胖。

蘋果形身材

內臟脂肪堆積於腹部，並與三酸甘油酯過高有關，容易導致心血管疾病。

沙漏形身材

是蘋果形與梨形的綜合體，脂肪既集中於腹部，也分布於臀部、大腿。

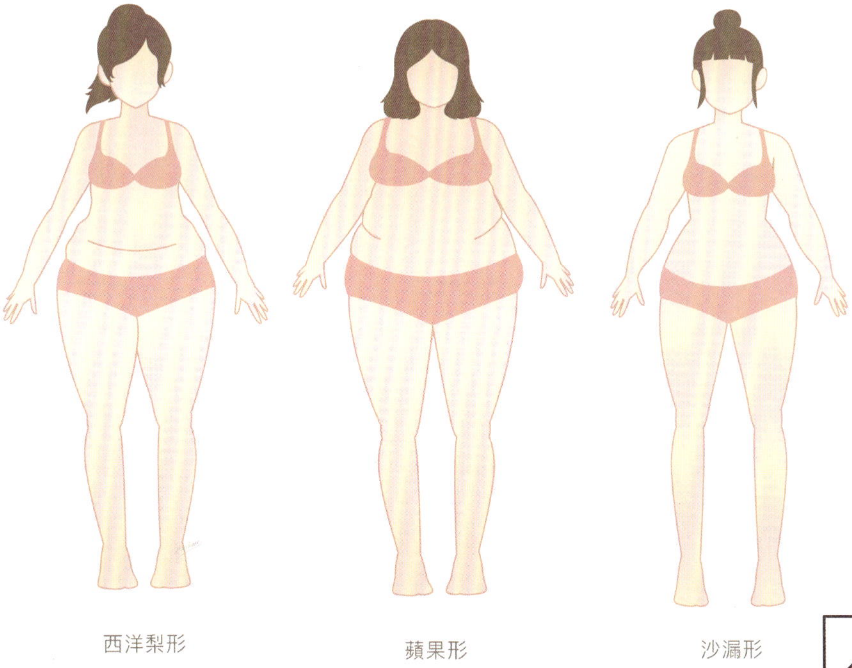

2. 脂肪細胞的數量與大小

男女在出生後，脂肪細胞的數量上差異不大。

- **女性**：女性的脂肪細胞通常較大，尤其在某些生理期（如懷孕、月經週期等）會變得更大。這是由於女性的脂肪儲存通常比較多，以支持能量需求和生育功能。
- **男性**：男性則較少有棕色脂肪細胞，若有更多的脂肪，往往以內臟脂肪的形式存在。

3. 脂肪組織的類型

- **女性**：女性的脂肪組織有時更傾向於棕色脂肪或米色脂肪，這些脂肪細胞有助於產熱，並有助於體內能量的平衡。
- **男性**：男性則以儲存白色脂肪為主，特別是內臟脂肪。

4. 荷爾蒙的影響

- **女性**：女性的荷爾蒙（如雌激素）會影響脂肪的儲存與分布，特別是在青春期、生理期、懷孕及更年期等特定生理階段。因此女性更容易在這些階段增加脂肪體積及重量。生育年齡期間，體內脂肪較集中於臀部、大腿。
- **男性**：男性的荷爾蒙（如睪固酮）促進肌肉生長，因此男性肌肉量較多、代謝率較高。這些荷爾蒙使脂肪儲存較多於內臟的脂肪，較容易與糖尿病和心血管疾病相關。隨著年齡增長，睪固酮下降，進而導致代謝率變差，造成內臟脂肪的增加。

5. 代謝率的差異

- **女性**：基礎代謝率較低，較容易在腹部、大腿、臀部囤積皮下白脂肪，且年齡增長（尤其更年期後）會進一步減慢代謝。
- **男性**：基礎代謝率（BMR）較高，即使靜止狀態下也消耗較多熱量，因此較容易維持低體脂。

6. 肥胖的風險因素

- **女性**
  - 通常較男性有較高的體脂比例。
  - 容易因月經、懷孕、更年期、壓力、情緒增加體重。
  - 較容易因心理因素影響飲食行為，導致脂肪囤積。
- **男性**
  - 面臨生活壓力（如飲酒、飲食習慣）易導致內臟脂肪增加，增加心血管疾病風險。

- 較少關注飲食與運動，可能忽略健康管理。

7. 肥胖對健康的影響

• 女性

- 腹部及下肢脂肪堆積可能影響血液循環、靜脈回流，導致水腫。
- 長期承受過重體重可能造成骨盆、脊椎間盤、關節及骨骼壓力，引起骨盆及下背部疼痛等問題。
- 腹部肥胖的女性有較高的糖尿病、心臟病風險。

• 男性

- 內臟脂肪過多會影響代謝功能，增加心血管疾病、糖尿病、高血壓風險。

男生和女生在肥胖的生理、代謝、脂肪儲存、荷爾蒙等方面都有顯著差異。了解這些差異有助於我們更好地理解男女如何管理體重，以及在處理肥胖問題時，如何根據性別的特點制定合適的健康策略。

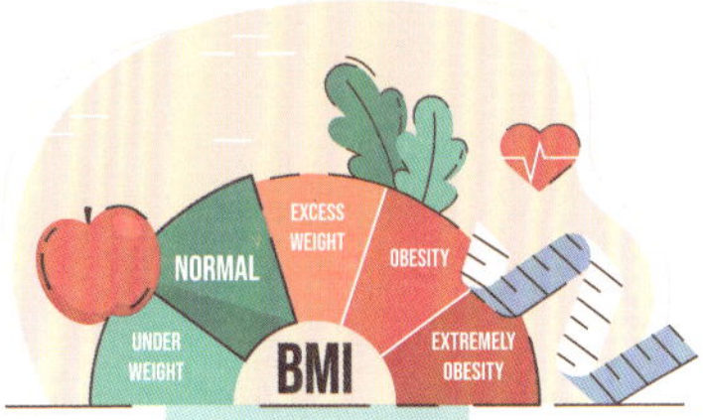

脂肪的種類：各類脂肪與健康的關係

脂肪對於人體而言，不僅是儲存能量的倉庫，更是維持體溫、保護內臟的重要組織。根據細胞的功能與特性，脂肪主要可分為三種類型：白色脂肪（White Adipose Cells）、棕色脂肪（Brown Adipose Cells）以及米色脂肪（Beige Adipose Cells）。其中，白色脂肪堆積在皮下，主要負責儲存多餘的能量，過量累積則容易導致肥胖及曲線改變；而棕色脂肪具有代謝能量的功能被稱為「好脂肪」，含有更多的粒線體，能夠轉化脂肪為熱量，幫助人體維持溫度。人一出生脂肪細胞總數就差不多固定了，兒童及青春期會增加，到成年時穩定，約有二十五～三十五億個脂肪細胞，但是脂肪細胞可以變胖，數目不會增加。所謂肥胖或過重就是脂肪細胞吸收太多能量變胖，而不是數目增加。有些人怎麼吃也不胖，可能就是因為體內棕色脂肪特別多的關係；至於米色脂肪，則介於兩者之間，兼具白色與棕色脂肪的特性。

※白色脂肪（White Adipose Cells）

占身體約十五～二十五％，依性別與個人胖瘦有些差異。一般脂肪細胞約二十微米，可增大到一〇〇微米以上，存活約八～十年，每年更新十％，主要負責儲存能量，經胃腸消化吸收後，「多出的能量」儲存在白色脂肪裡，而這些過多的白色脂肪，就是造成人體肥胖的罪魁禍首，主要儲存在皮下，如腹部、大腿、臀部等部位。白色脂肪細胞有著單粒巨大的油滴，巨大脂質滴推擠其他細胞內容物，為了儲存，能將自身容量擴張超過一千倍。當人體的葡萄糖與肝醣含量過低，無法讓細胞取得時，

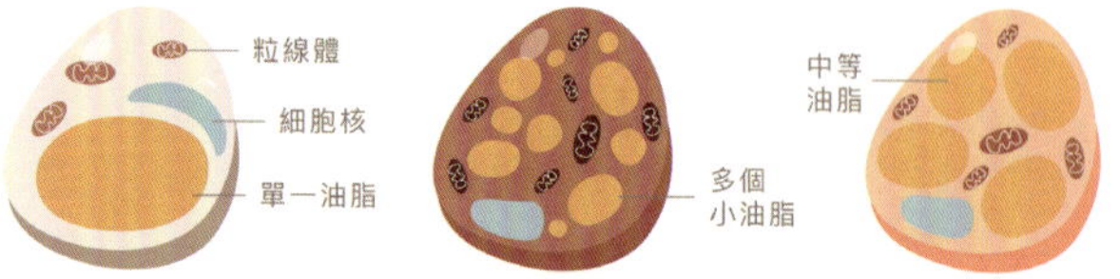

	白色脂肪	棕色脂肪	米色脂肪
功能	儲存能量	產生熱能、消耗卡路里	
分布位置	皮下、內臟周圍	頸部、肩胛	鎖骨、脊椎、頸部
粒線體數量/功能	少，導致脂肪儲存	多，燃燒脂肪產熱	中等偏多，增加代謝
生成來源	纖維細胞同源	白色脂肪轉化	骨骼肌同源
太多	肥胖，胰島素阻撓	無法儲存能量	
太少	影響發育	肥胖	

圖3

不同顏色脂肪之功能

身體會尋找脂肪並將其轉換為所需的能量。白色脂肪平時不易消耗能量，卻能默默儲存大量能量。同時白色脂肪能保護、固定內臟脂肪，維持身體的溫度，調節生理功能。

過多白色脂肪除了會導致肥胖外，還會有許多相關慢性病，像是第二型糖尿病、三高、心臟病、脂肪肝、癌症疾病等風險。

※棕色脂肪（Brown Adipose Cells）

棕色脂肪占身體的含量不到五%，主要分布在鎖骨、頸部、脊椎等部位，新生兒身上含量較多，來防止嬰兒不要失溫，成人後就會減少很多。因為棕色脂肪含有大量的粒線體，能快速燃燒脂肪來產生熱能，是人體最有效的生熱方式，也常被認為可以消耗白色脂肪，同時能減少對葡萄糖的攝取率。因其燃燒脂肪的能力很強，而被稱為「好的脂肪」。

棕色脂肪在外觀上呈現棕色，不像白色脂肪具有巨大的油滴，棕色脂肪有著較小的油滴，沒有被推到邊邊壓扁的細胞核。由於棕色脂肪的粒線體裡具有大量活性，因此棕色脂肪成為身體裡唯一可以燃燒脂肪的部位，每一個單位組織具有很大的產熱潛力，能快速燃燒脂肪產生熱能，提供除了肌肉顫抖生熱之外的第二種升溫方式，也就是非顫抖性生熱作用；棕色脂肪燃燒能量產熱是最有效率。

棕色脂肪會隨著年齡的增長而減少，原因是新生兒肌肉含量少，比較難透過肌肉顫抖的方式生熱，此時就靠棕色脂肪產熱維持嬰兒體溫恆定而不至於失溫。棕色脂肪普遍被認為能夠消耗白色脂肪，且在葡萄糖代謝與燃燒靜止脂肪組織上具有高代謝活性，為身體能量、溫度平衡、體重控制的重要組織。棕色脂肪對寒冷刺激敏感，溫度會影響其活性。在高緯度的人身上較容易觀察到其生熱反應，來自熱帶地區的人棕色脂肪比較不活躍。另外一個研究也顯示，在過重、年齡較長的人身上，棕色脂肪對葡萄糖攝取率降低了約十倍左右。棕色脂肪越多的人較少罹患血脂異常、糖尿病、冠狀動脈疾病、或高血壓。

※米色脂肪

為白色脂肪細胞與棕色脂肪細胞的中間表型，大部分混在白色脂肪裡，由白色脂肪褐變（褐化）產生。具有較白色脂肪多的粒腺體，外觀呈現米棕色，同樣具小粒的油滴。棕色細胞與米色細胞從不同的細胞起源發育而來，但它們顯示出相似的生熱特性，同樣影響能量、體溫調節。棕色脂肪和米色脂肪的生熱作用會增加能量消耗，並防止肥胖，而如何將白色脂肪轉變為米色脂肪也同樣成為學者研究的目標。

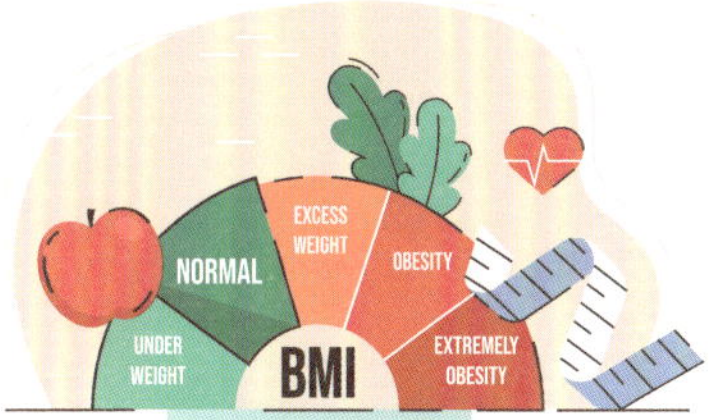

如何促進脂肪燃燒？

1. 運動刺激腎上腺素

運動時，心跳加快、呼吸急促其實就是身體會釋放腎上腺素的作用，運動能促進脂肪燃燒，也能使代謝變好提高身體的能量消耗效率，加速新陳代謝，這時就會有更多的機會讓白色脂肪轉變成米色脂肪。

2. 冷刺激

冷刺激除了促進新陳代謝以外，也會幫助棕色脂肪的細胞增加、作用加強。體外冷凍療法（Cryolipolysis）主要是針對皮下脂肪進行冷凍處理，利用低溫破壞脂肪細胞；這項療法主要針對的是表層的白脂肪，尤其是在腹部等部位。冷凍療法會使脂肪細胞的結構受損，然後逐漸被身體代謝排除。目前的研究和臨床結果表明，體外冷凍療法對腹部表層的白脂肪有一定的效果，通常會在數週到數月之內，看到脂肪的減少。然而，效果因人而異，部分人可能會有更顯著的改善。

3. 褪黑激素的作用

研究顯示，褪黑激素（Melatonin）能促進棕色脂肪的生成和活性，並且有助於提高脂肪的燃燒。晚上褪黑激素該分泌的時候，準時睡覺也有助於生成棕色脂肪，因此保持規律作息及良好的睡眠品質同樣至關重要，能幫助脂肪燃燒。

CHAPTER

2

隱藏在日常中的風險

導致肥胖的多重因素

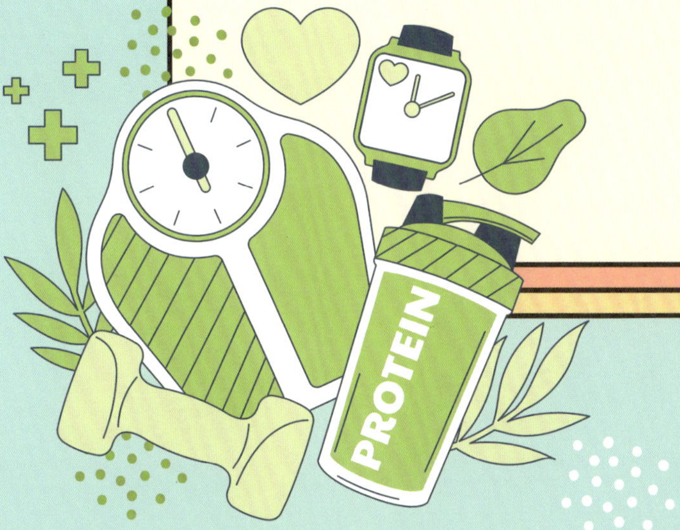

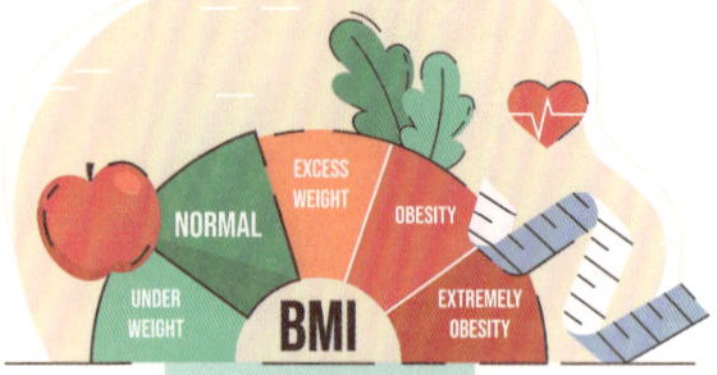

肥胖的成因是多方面的，通常涉及以下幾種因素

1. 遺傳因素

家族遺傳在肥胖的發生中扮演重要角色。某些基因可能影響身體脂肪的儲存方式，食慾調節及能量消耗（參考第三十四～三十五頁），導致有些人較容易累積體脂肪。此外，肥胖在某些家族中較為常見，顯示遺傳可能影響個人的肥胖風險。

2. 飲食習慣

不健康的飲食是導致肥胖的主要因素之一。長期攝取高熱量、高脂肪、高糖分的食物，特別是加工食品、速食和含糖飲料，容易導致熱量攝取過剩並促進白色脂肪累積。此外，這類飲食習慣也可能影響胰島素調控，進一步增加罹患代謝疾病的風險。

3. 缺乏運動

久坐不動或缺乏規律的身體活動會導致能量消耗不足，使多餘的熱量轉化為脂肪儲存，進而造成體重上升。隨著工作與休閒型態的改變，許多人長時間處於靜態狀態，缺乏規律運動，進一步加速肥胖的發展。

4. 環境與社會因素

現代社會的環境與生活方式也在很大程度上影響肥胖的發生。例如，高熱量食物的便利取得、長時間工作壓力、小夜、大夜、輪班的工作，快速的生活步調導致飲食不規律，以及睡眠時間不足等，都可能影響體重管理。

5. 心理因素

情緒和壓力同樣會影響體重。焦慮、憂鬱或長期壓力可能使部分人透過進食來尋求舒緩，若是攝取高糖高脂的食物，長期下來容易導致體重上升。

6. 荷爾蒙和代謝問題

荷爾蒙失調，如甲狀腺功能低下或胰島素阻抗等，都可能會影響新陳代謝而導致體重增加。此外，每個人的代謝速率有所不同，也影響熱量消耗與脂肪累積的程度。

7. 藥物影響

部分藥物（如抗抑鬱藥、抗精神病藥及類固醇）可能改變代謝機制，導致食慾增加或脂肪堆積，使體重管理變得更具挑戰性。

8. 睡眠不足

長期缺乏充足的睡眠可能影響體內飢餓激素（Ghrelin）的分泌，使人更容易感到飢餓並增加食慾，導致過度進食。此外，長期熬夜或作息不規律可能影響新陳代謝，使身體更容易累積脂肪。

導致肥胖的原因錯綜複雜，涉及多種遺傳、生理、心理、環境與行為等因素的相互影響。因此，體重管理需要從多個面向著手，包括調整飲食、增加身體活動、維持心理平衡及規律作息，才能達到長期穩定的體重控制與健康維持。

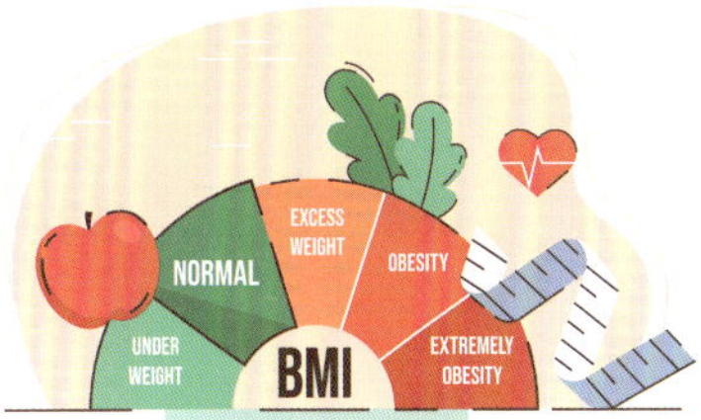

養胖你的日常習慣：飲食與酒精

過重和肥胖的主要成因在於攝取的熱量大於消耗的熱量，以致多餘的熱量以脂肪形式儲存，令體重增加。一般來說，每增加七七〇〇大卡，就會增加一公斤，減少七七〇〇大卡就減少一公斤。

吃什麼與怎麼吃

飲食習慣直接影響體重管理，尤其是高熱量、高糖、高脂

吸收（攝取的熱量）＞**付出**（消耗的熱量）→ **體重增加**（多餘的熱量以白色脂肪形式儲存）

肪的飲食，容易導致能量過剩，進而造成脂肪堆積。例如，含糖飲料、精緻澱粉（如白米飯、麵包、甜點）、油炸食品、高熱量零食及水果，都是日常飲食中容易忽略但卻對體重影響巨大的因素。

1. 高糖飲食

含糖飲料（如汽水、果汁、奶茶、酒等）是許多人熱量攝取的隱形來源。一杯五〇〇毫升的珍珠奶茶，熱量往往超過四〇〇大卡，甚至比一份正餐還高。而糖分攝取過多會刺激胰島素分泌，使血糖急遽上升，進而促進脂肪囤積。長期過量攝取糖分，還可能增加胰島素阻抗的風險，導致肥胖、代謝症候群及糖尿病。

2. 高脂飲食

脂肪是能量密度最高的營養素，每克脂肪提供九大卡的熱量，而碳水化合物與蛋白質每克僅提供四大卡。因此，過多的高脂飲食，如炸雞、薯條、奶油蛋糕、加工食品等，容易導致熱量攝取超標。此外，飽和脂肪與反式脂肪不僅會影響體重，還會增加心血管疾病的風險。

3. 進食速度

除了飲食內容，進食速度也與體重管理有關。研究顯示，進食過快會影響飽足感的調控，使人無意間攝取過多熱量。大腦需要約二十分鐘來接收「吃飽」的訊號，因此建議細嚼慢嚥，讓身體有足夠的時間消化食物並感受到飽足感，避免不必要的熱量攝取。

酒精是隱形的熱量來源

許多人忽略了酒精對體重的影響，事實上，酒精本身就是高熱量來源，每克酒精含有七大卡（相比之下，碳水化合物與蛋白質每克約四大卡，脂肪則為九大卡）。因此，當攝取酒類時，除了酒精本身的熱量外，還需考量酒類中可能添加的糖分與其他成分。例如，甜酒與調酒的熱量通常遠高於純烈酒或紅酒。此外，飲酒容易促進食慾，影響新陳代謝，使脂肪燃燒的速度降低，進而導致體脂堆積。以下為常見酒類的酒精濃度與熱量比較，可作為選擇時的參考（下頁表格）：

表 1：

酒類	酒精濃度（ABV）	熱量（約值）
啤酒（Beer）	4%-6%	150-200 卡／瓶（330ml）
輕啤酒（Light Beer）	4%-5%	90-110 卡／瓶（330ml）
紅酒（Red Wine）	12%-15%	120-130 卡／杯（150ml）
白酒（White Wine）	11%-14%	120-130 卡／杯（150ml）
烈酒（Whiskey、Vodka、Rum、Brandy）	35%-50%	65-80 卡／ 30ml（1 盎司）
調酒（Cocktail）	10%-20%	150-250 卡／杯（視配方而定）
香檳（Champagne）	12%-13%	90-100 卡／杯（150ml）
利口酒（Liqueur，如百利甜）	15%-30%	100-150 卡／ 30ml
梅酒（Plum Wine）	10%-15%	150-200 卡／ 100ml
米酒（Sake）	14%-20%	100-130 卡／ 100ml

ABV: Alcohol by Volume

酒精如何影響體重？

酒精對體重的影響不僅來自於其熱量，還涉及身體的代謝機制與脂肪儲存。當酒精進入體內時，身體會優先處理酒精的代謝，而非脂肪或碳水化合物，這使得脂肪燃燒的效率下降，多餘的熱量更容易被轉化為脂肪，特別是在腹部堆積。這種現象與肝臟的代謝優先順序有關，因為肝臟的主要功能之一是分解脂肪，但當酒精需要被代謝時，脂肪燃燒的過程就會暫停，導致脂肪儲存的機率增加。

此外，飲酒還可能影響食慾與飲食選擇。酒精會導致血糖波動，使人產生強烈的飢餓感，進而促使人攝取更多高熱量的食物。例如，在飲酒後，許多人會不自覺地選擇炸物、燒烤或鹹酥雞等高脂高鈉的食物，而這些額外的熱量攝取，往往比酒精本身帶來的熱量影響更為顯著。因此，飲酒不僅是熱量的來源，也可能間接改變飲食行為，使減重變得更加困難。

另一方面，酒精還可能影響睡眠品質，進而間接影響體重控制。許多人誤以為飲酒有助於入眠，然而，酒精會干擾睡眠結構，降低深層睡眠的時間，使人更容易出現淺眠或夜間醒來的情況。長期下來，睡眠不足與體重增加、代謝異常有密切關聯，因為睡眠不足可能會影響荷爾蒙調控，導致飢餓素（Ghrelin）增加、瘦素（Leptin）減少，使人更容易感到飢餓，進一步影響體重管理。因此，無論是從熱量攝取、代謝調控，還是從食慾與睡眠品質來看，酒精都可能對體重產生不利影響。

總結來說，飲食與酒精對體重的影響不容忽視，過量攝取高熱量食物與飲酒，都可能導致體重上升，甚至引發肥胖相關的健康問題。因此，維持均衡飲食，選擇低熱量、低糖、低脂的食物，並適量飲酒，才是控制體重與維持健康的關鍵。

表 2：

名稱	飢餓素（Ghrelin）	瘦素（Leptin）
又稱	飢餓荷爾蒙	飽足荷爾蒙、抗肥胖荷爾蒙
分泌來源	胃底部	脂肪組織
作用目標（標的）	下丘腦弓狀核	下丘腦弓狀核
主要功能	濃度高時會促進食慾	濃度足夠時會產生飽足感 → 變瘦 濃度低時會促進食慾 → 變胖
少數人	濃度偏低或大腦對訊號不敏感，容易覺得餓、反而吃過多	雖濃度高但可能有瘦素阻抗，大腦接收不到飽足訊號，食慾增加

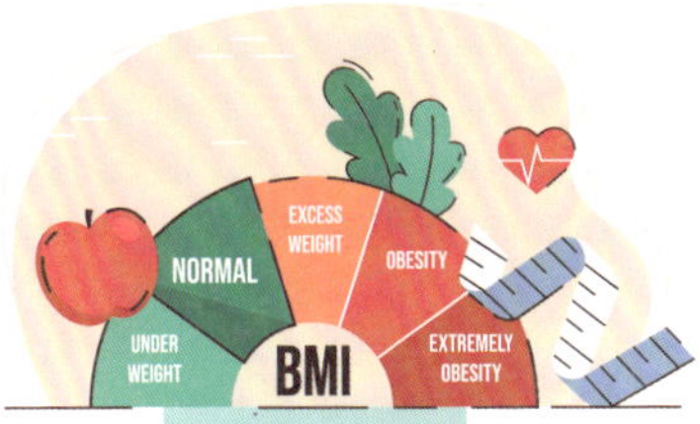

壓力大就想吃？情緒也可能左右你的體重

肥胖不只是飲食或運動習慣的問題，心理因素也是一個重要的影響因素。研究顯示，大約三成的肥胖案例與心理壓力有關。當人們感到有壓力、挫折或情緒低落時，可能會透過進食來尋求安慰，導致過量飲食，長期下來就可能影響體重。因此，學會用其他方式紓解壓力，例如：運動、看電影或閱讀，能幫助避免因情緒而進食。

長時間處於負面情緒中，可能會引發焦慮、自卑，嚴重時會有憂鬱傾向，甚至需由精神科醫師確診憂鬱症。醫學界認為，肥胖與憂鬱症是相互影響的。一方面，肥胖可能帶來自信心下降，甚至因為身體代謝異常而影響心理健康；另一方面，憂鬱症患者可能因食慾改變（如暴飲暴食）或缺乏運動，導致體重增加。研究發現，肥胖者比一般人更容易出現焦慮、憂鬱，甚至進食障礙等心理問題。

※主流審美造成容貌及身材焦慮

現代社會對「美」的標準，對肥胖者的心理造成了極大的影響。過去，豐滿的體態被視為健康與富裕的象徵，但如今，纖瘦反而成了主流審美標準。這讓許多體型較豐滿的人感受到來自社會的壓力，甚至可能因為外貌被貼上「不自律」或「懶惰」的標籤，影響自尊心與人際關係，進而產生自卑感與孤立感。

※童年肥胖對心理的影響

肥胖的影響不僅限於成年人，童年時期或青春期的體重狀況也可能影響心理發展。一項針對九至十歲兒童的研究發現，年幼時肥胖的孩子與其他孩子的自信心差異不大，但幾年後，特別是肥胖的青少年、青少女，對自己的外表開始產生負面看法，影響心理健康。男孩雖然也有類似情況，但影響程度較小。此外，低自尊的肥胖兒童或青少年更容易出現焦慮、憂鬱，甚至可能發展成抽菸或飲酒等逃避的行為。

※肥胖與自我認同

不僅是兒童，成年人也受到肥胖影響心理健康。一項澳洲研究發現，BMI較高的人，對自己的身體形象較不滿意，自尊心較低，人際關係的品質也可能較差。當一個人對自己沒有信心時，更容易產生憂鬱或焦慮情緒，長久下來甚至可能進一步影響心理健康。

飲食性格類型分析

澳洲聯邦科學與工業研究組織（CSIRO）針對節食與性格進行大規模調查，分析出五種與肥胖相關的性格類型，並探討各自的挑戰與盲點。其中，「貪吃」雖然是減肥失敗的常見因素，但並非最主要的性格特質。

五大飲食性格類型：

1. 思考型（The Thinker）——完美主義者，容易受挫（37%）

這類人對自己要求極高，習慣過度分析行為，並設定不切實際的目標，導致一旦遇到挫折就容易放棄。調查顯示，思考型的人中女性占比高達八十六%，比起貪嘴，他們更容易因心理壓力影響減肥成效。

2. 貪婪型（The Craver）——無法抗拒美食誘惑（26%）

這類人對於特定食物（尤其是甜點）毫無抵抗力，近六成屬於肥胖體型，部分人甚至嘗試過二十五次以上的節食計畫卻仍然難以成功。

3. 社交型（The Socialiser）——美食與社交密不可分（17%）

這類人重視社交活動，飲食習慣受聚會影響，經常與朋友享受大餐或小酌，因此較難維持健康飲食。

4. 美食家型（The Foodie）——講究美食但懂得平衡（16%）

他們熱愛食物，但與貪婪型不同的是，他們偏好多樣且健康的飲食，如蔬菜、均衡飲食，因此通常體重維持在正常範圍內。

5. 隨意型（The Freewheeler）——飲食隨性，毫無計畫（4%）

這類人對飲食沒有規劃，習慣隨心所欲進食，導致飲食結構最不均衡，肥胖比例高達五十五%，且男性占多數。

飲食習慣與心理需求

與動物不同，人類的進食不僅僅是為了生存，還受到心理需求的影響。下面這個測驗可以幫助你了解自己的飲食習慣是否與心理需求有關。

小測驗：你的飲食習慣受誰影響？

請回答以下問題（是／否）：

1. 在社交場合，我比別人更在乎用餐的氣氛。
2. 應酬聚餐時，覺得一定要大吃大喝，否則會掃興。
3. 別人請我吃東西，總是不好意思拒絕。
4. 看到桌上有剩菜，覺得不吃完很浪費。
5. 準備餐點時，擔心大家吃不夠，寧願多準備。
6. 家人辛苦煮飯時，覺得應該要吃光。
7. 別人沒吃完的食物，會自然而然接手吃掉。
8. 在有別人的場合，我會吃得比較多。
9. 聽說某樣食物很有名，覺得不吃太可惜。
10. 只要有人團購，我通常會跟著一起買。
11. 累了一天，回家後只想大吃一頓。
12. 看到喜歡吃的東西，忍不住想買來嘗試。

13. 壓力大時，飽餐一頓才能紓解情緒。

14. 一個人感到無聊時，會不自覺拿零食來吃。

15. 總覺得不吃飽就沒有體力。

16. 在吃到飽餐廳，一定要「吃回本」。

17. 平時節制飲食，但偶爾會放縱自己大吃。

18. 剛運動完，覺得吃多一點沒關係。

19. 在有別人的場合，我反而會吃得比較少。

20. 討厭因為怕胖而不吃東西的人。

測驗結果分析

- 如果1~10題答「是」的較多，表示你的飲食習慣主要受他人影響。
- 如果11~20題答「是」的較多，表示你的飲食習慣較多來自自身需求。
- 如果兩者都有很多「是」，則表示你同時受到外界與內在因素影響。

研究也發現，生活方式與社交習慣對飲食行為有很大影響。嬰兒潮世代（六十歲以上）多屬社交型或隨意型，偏好透過書籍或人際互動來獲取減重資訊；而千禧世代與X世代則較常屬於貪婪型、思考型或隨意型，更傾向使用App或健身裝置來管理體重。

這項研究顯示，了解自己的飲食性格，並針對性格特質調整減重策略，或許是更有效的健康管理方式。

暴飲暴食的心理警訊

過度飲食往往不只是生理需求，而是受到心理、環境與社會因素影響。多種心理學理論提供了不同的觀點來解釋過度攝食的成因：

1. 心理動力學理論

根據心理學家Wolman與Brush的研究，嬰兒時期的口慾需求若未獲得滿足，可能導致成年後以進食作為補償與心理支持。這類人可能透過食物尋求安全感或填補內在空虛。

2. 學習理論

環境中的各種線索與情緒會促使個體產生「過度學習」，導致過度攝食。例如，當人習慣在壓力大時吃零食或在快樂時大吃慶祝，這種行為模式會逐漸強化，形成無法控制的飲食習慣。

3. 行為理論

行為學派認為，過度飲食主要是受到外部刺激影響，例如食物的香氣、視覺吸引力、廣告行銷等，這些因素會引發食慾，使人即使不餓也會進食。

4. 社會心理壓力因素

過度攝食也可能是應對壓力的一種方式，以下幾種壓力來源容易導致情緒性進食：

- **經濟壓力**：財務不穩定可能導致焦慮，進而以食物尋求短暫的安慰。
- **感情與婚姻問題**：情感挫折可能導致「失戀暴食」或「壓力性進食」。
- **人際互動**：社交孤立或人際衝突可能讓人透過進食來獲得滿足感。
- **生理健康**：壓力荷爾蒙（如皮質醇）上升會增加對高熱量食物的渴望。
- **工作與學業壓力**：繁忙的生活節奏可能讓人透過暴飲暴食來紓解壓力。

- **法律問題**：面臨訴訟或法律糾紛的人可能因焦慮而產生過度飲食行為。

心理與生活環境交互影響過度飲食，過度攝食並非單一因素造成，而是心理、行為、環境與社會壓力的綜合結果。理解這些心理機制有助於找到適合的調整方法，例如透過壓力管理、情緒調適、行為改變來建立更健康的飲食習慣。

六個正確的減肥心態

減肥不只是身體的挑戰，更是心理上的考驗。透過建立和保持正確的減肥心態與習慣來對抗減肥過程中陷入自我懷疑和反覆挫折的循環，同時能提高減肥成功的機率。請記住，減肥不是一場短跑，而是一場馬拉松，耐心與自我關愛是走完全程的關鍵。

1. 釐清並專注於動機

減肥的成功與否，往往取決於你是否擁有清楚且堅定的動機。當動機來自內在，而非外界的壓力時，減肥的旅程會變得更有意義，也更容易堅持下去。

• 了解自己的減肥動機：

為什麼想要減肥？是因為自己希望變得更健康、更有活力，還是因為別人的評論讓你感到不安？如果減肥的初衷只是為了迎合外界期待，動力往往會隨時間消退。若是源於自身對生活品質的追求，則能更持久地推動你前進。

• 問自己幾個關鍵問題：

♥ 減肥會為我的生活帶來什麼實質好處？

♥ 如果不改變現在的生活習慣，我可能會面臨什麼健康風險？

♥ 減肥成功後，我將會擁有什麼樣的生活品質和自我感覺？

• 專注於健康而非外表：

研究顯示，基於外表的減肥動機容易導致過度苛求自我、負面情緒與不健康的減重方法。反之，以健康為出發點的人更容易保持正向心態，並獲得更長期的成果。

• 保持動力的方法：

♥ 視覺化目標：將你的減肥動機寫下來，貼在冰箱、鏡子或電腦螢幕上，提醒自己減肥的真正原因。

- 動機隨時檢視：隨著生活變化，動機也可能變動。定期反思與調整，確保自己的行動與價值觀保持一致。

2. 設定減肥小目標

許多人在減肥初期，常設定像是「我要減掉十公斤」這類模糊且無法立即掌控的目標。這樣的目標不僅令人感到遙不可及，還可能在未達成時產生挫敗感。

- **制定SMART目標：**
  SMART目標是具體（Specific）、可衡量（Measurable）、可實現（Achievable）、相關（Relevant）和有時間限制（Time-bound）的縮寫。
  例如：「在接下來的四週內，每週至少進行三次三十分鐘的有氧運動。」
- **將大目標拆解為可行的小步驟：**
  與其說「我要在一個月內減去五公斤」，不如將其拆解為能夠每天執行的小目標，例如：
  - 每天步行八〇〇〇步
  - 每餐蔬菜占盤子的一半
  - 減少含糖飲料和食物，改喝無糖茶或咖啡

- **記錄並慶祝小成就：**

每完成一個小目標，都能給自己一個正向回饋，讓你在前進的過程中保持信心。

- **靈活調整目標：**

若某個目標發現難以達成，請記得調整並非放棄。例如，若原本計畫每天運動三十分鐘，但時間不允許，將目標修改為「每天十分鐘的快走」也是進步。

3. 保持成長心態

成長心態是指相信自己可以透過努力、學習與適應來不斷進步的心理狀態。與其相對的是「固定心態」，即認為

S	Specific 具體明確的	列出明確的事項，例如：每週運動三次、每次30分鐘、每天睡滿7小時、不吃甜食...等
M	Measurable 可衡量的	列出衡量的基準，例如：記錄體重變化、計算飲食的熱量、營養攝取量...等
A	Attainable 可達成的	制定可達成的目標，例如：每週降低自身體重的1%、每個月降1~2%體脂
R	Relevant 相關聯的	制定的子目標都要與主目標有關聯，調整的飲食與運動等都必須與體重控制有關
T	Time-bound 具時效性的	設定完成的期限，例如：短、中、長期的目標與完成日期，確認達成率並自我修正

圖4

制定SMART目標

能力與成果是天生註定且無法改變的。

- 相信努力會帶來改變：

擁有成長心態的人，面對挑戰時不會輕易放棄，反而會將困難視為學習與進步的機會。

- 面對停滯期的正確態度：

減肥過程中，體重可能出現停滯期，這是正常現象。若以固定心態看待，容易認為「我就是瘦不下來」，進而放棄。但成長心態則鼓勵你思考：

♥ 是否該調整運動強度？

♥ 飲食中是否有隱藏的熱量來源？

♥ 我可以嘗試新的方法來突破瓶頸嗎？

- 培養彈性與適應力：

成長心態強調適應變化並不斷探索新方法，這不僅能幫助你在減肥上獲得成功，也能培養面對生活挑戰的韌性。

4. 將「失敗」重新定義為學習機會

減肥之路不會一帆風順，偶爾會偏離計畫是常態。關鍵在於你是如何看待並應對這些

「失敗」。

- 不要貼上「失敗」的標籤：

如果你某天吃了過多的甜食、沒去健身房，並不代表整個計畫就此失敗。相反地，將這些情況視為寶貴的反饋機會。

- 問自己幾個問題：

♥發生了什麼？

♥當下的情緒或情境是什麼？

♥下次遇到相似情況時，我可以做什麼不同的選擇？

- 快速回到正軌：

最好的方法就是從「下一餐」或「下一次運動」重新開始，而非等待「下週」才重啟計畫。

- 累積經驗，非自責：

每一次的偏離，都是一次認識自己習慣與情緒的機會。透過這些經歷，你將變得更加了解自己，也更能預防未來的相同情境。

5. 不要把食物當成減肥獎勵

食物往往與情感聯繫在一起，無論是慶祝、安慰還是犒賞自己，吃東西似乎成了最直接的選擇。然而，將食物作為減肥的獎勵，可能會無意間強化不健康的飲食模式。

- 建立非食物類型的獎勵機制：

當你達成某個小目標時，試著用其他方式來鼓勵自己，例如：

♥ 購買一件喜歡的衣服、飾品

♥ 安排一個小旅行

♥ 去做一次按摩

- 培養內在成就感：

真正的滿足感來自於看到自己一步步朝著健康與目標前進，而非短暫的味蕾享受。

6. 不要把食物分為「好」和「壞」

將食物標籤化，容易讓你陷入罪惡感與過度限制的惡性循環。健康的飲食心態在於平衡，而非極端的控制。

• 所有食物都有存在的價值：

雖然某些食物的營養價值較低，但這並不意味著它們完全不能吃。偶爾享受一塊蛋糕或一份炸雞，並不會破壞你的減肥成果。

• 適量是關鍵：

重點在於食物分量與頻率，而非完全禁止。舉例來說，如果你喜歡吃薯片，可以選擇小包裝，並在享用時細細品味，而非無意識地大量攝取。

• 避免情緒化飲食：

當你感到壓力或疲憊時，先問自己：「我是因為肚子餓，還是情緒需要安慰？」學會用其他非食物的方式來舒緩情緒，例如散步、冥想或與朋友聊聊。

參考資料：

1. **楊聰財（無日期）**。肥胖是一種慢性疾病！精神科名醫楊聰財：改善肥胖要兼顧生理心理環境。華人健康網。https://www.top1health.com/article/89577
2. **國際中心（2017年9月19日）**。就是減不掉身上肥肉？科學家：先看看自己是哪種性格吧。風傳媒。https://www.storm.mg/article/333185
3. **馬文雅（2020年8月5日）**。我為什麼總是瘦不下來？肥胖背後沒被滿足的四種心理需求。康健。https://www.commonhealth.com.tw/book/610
4. **蔡尚穎**。(**2000**）。肥胖症以及其相關飲食行為：人格特質、心理特徵與精神狀態的研究。P.8
5. **Ricky**。(**2022年9月15日**）「不可不知的減肥方法」減肥要從心態開始，六個成功的減肥心態。營養師 Ricky'sTime。https://ricky.tw/food/mindset-you-need-to-lose-weight/

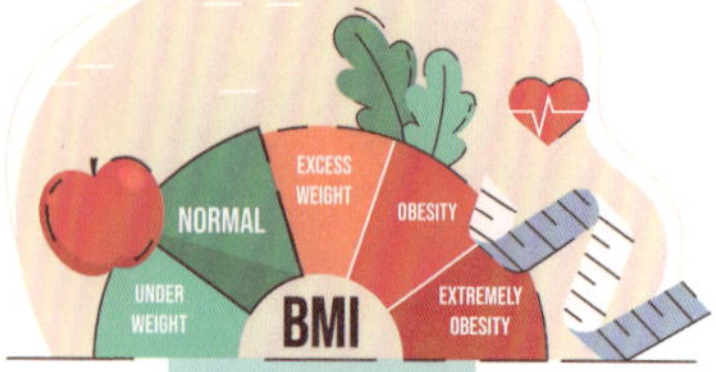

胖是一種文化？原來是這些社交習慣讓你默默變胖

肥胖的成因不僅與個人的飲食和運動習慣有關，更受到社會與文化環境的深遠影響。從飲食文化、生活方式，到社會觀念與健康教育，這些因素都可能影響一個人是否容易發胖。

※飲食文化與食品行銷的影響

現代社會的飲食習慣普遍偏向高熱量、高糖、高脂肪的食品，速食、精緻甜點、含糖飲料等隨處可見，不僅容易讓人攝取過量熱量，還可能影響身體的代謝機制。此外，食品行銷策略在影響消費選擇方面扮演了關鍵角色。你也應該將自己已建立的飲食知識分享給家人或朋友，特別是家裡的小朋友！

許多食品廣告透過名人代言、卡通角色包裝、促銷手段（如「買一送一」或大分量折扣）等方式，使消費者，特別是兒童與青少年，更容易選擇不健康的食物。部分食品標榜「低脂」、「無糖」，但實際上仍含有大量熱量或人工甜味劑，造成誤導。

※全球對食品廣告的管控

世界衛生組織（WHO）在二〇二二年第七十五屆世界衛生大會中，提出了一項全球行動計畫，要求各國政府加強對食品行銷的監管，特別針對高糖、高鹽與高脂肪食品的廣告。各國政府可根據監管的嚴格程度，採取以下措施：

- 限制高糖、高脂肪、高鹽食品相關的廣告，尤其是在兒童可接觸的媒體上，如電視、社群媒體、遊戲應用程式等。
- 禁止針對兒童的食品市場行銷，例如禁止使用卡通角色或贈送玩具來吸引兒童消費。
- 規範食品廣告的健康標準，確保廣告不會誤導消費者，讓人誤以為某些加工食品是健康選擇。

這些措施的目標在於降低消費者受到行銷手法影響的機會，幫助建立更健康的飲食習慣。

※城市化與久坐生活方式

隨著城市發展帶來便利，現代社會中的活動模式也隨之變。許多工作需要長時間坐在辦公桌前，通勤時間變長，娛樂方式也多轉向電子產品，如觀看電視、使用手機或電腦等，導致戶外活動時間大幅減少。這種久坐生活方式降低了日常能量消耗，已被證實與肥胖、心血管疾病及代謝問題息息相關。此外，長工時與輪班工作可能進一步干擾飲食與作息規律，影響身體的新陳代謝，使體重管理更加困難。特別在大都市，許多上班族每天可能花費一至二小時甚至更多時間通勤，壓縮了運動機會，進一步增加肥胖風險。

※肥胖與社會觀念

不同的文化背景對肥胖的態度存在差異。在某些地區，肥胖曾被視為富裕的象徵，代表一個人有充足的食物來源與較好的社會地位。例如，在歷史上的唐代楊貴妃，豐滿的體型曾被認為是健康和富足的標誌。這樣的文化觀念可能導致人們對體重管理的重視程度降低，影響健康行為的選擇。此外，某些社會仍對女性與男性的體型標準抱持不同期待，使得部分人缺乏控制體重的動機，進一步影響肥胖問題的普遍性。

※健康教育的影響

許多民眾對於營養與健康知識的掌握有限，缺乏選擇健康食物的知識，或低估肥胖對健康的影響。當飲食選擇受到廣告影響，而缺乏正確的健康知識，人們更容易攝取高熱量、低營養的食品。

※宗教與特殊飲食習慣

某些宗教或文化的飲食習慣可能影響體重管理。例如，一些素食者為了獲得飽足感，可能依賴植物油或加工食品，卻未能攝取足夠的蛋白質，導致熱量過剩並增加肥胖風險。此外，若蛋白質攝取不足，可能引發更強的飢餓感，使人攝取過多碳水化合物，如米飯或水果，進一步提升熱量攝取，影響體重控制。

肥胖的成因並非單一因素所致，而是社會、文化、經濟和環境多重因素交織的結果。從飲食文化、食品廣告的影響，到城市化和久坐生活方式的普及，再到不同社會群體的特殊飲食習慣，這些因素共同塑造了現代社會中的肥胖問題。解決肥胖問題需要多層次的合作與改變，不僅需要個人提高對健康生活方式的重視，更需要政策制定者、企業與社會各界共同努力，營造有利於健康的環境，並改善飲食與運動習慣。

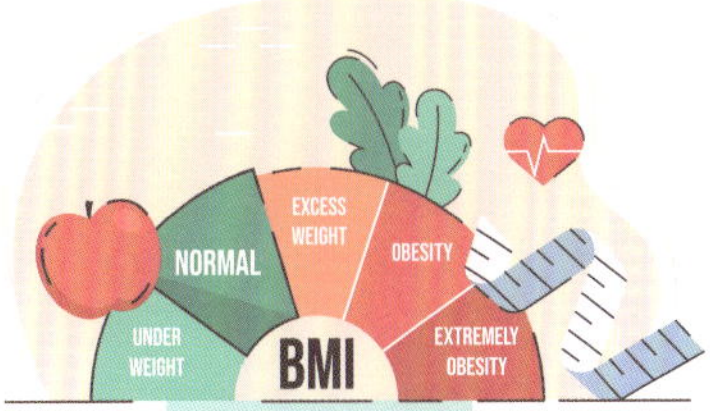

不可忽視的潛移默化：環境與政策隱性影響

肥胖的成因不僅與個人生活習慣有關，也受到環境與政策的影響。以下是一些主要的環境與政策因素：

1. 食品環境對飲食選擇的影響

現代社會的飲食環境影響人們的健康，特別是在全球肥胖率不斷上升的背景下，食品的選擇、廣告策略與供應模式成為關鍵因素。從超加工食品的氾濫，到行銷手段對飲食偏好的塑造，再到健康食品的取得門檻，這些食品環境因素共同決定了我們的飲食模式與健康狀況。

• 超加工食品的普及與影響

高熱量、低營養食品的泛濫已成為影響現代人健康的主要因素之一。許多超加工食品，例如：速食、含糖飲料、零食等，不僅價格低廉、容易取得，還具備長保質期，因而成為人們日常飲食的一部分。然而，這些食品通常經過高度加工，含有大量糖分、鹽分、飽和脂肪與人工添加物，但營養價值極低。

由於這類食品的價格往往低於新鮮蔬果與天然食品，因此低收入族群更容易依賴這類食物。長期食用高熱量、低營養的食品不僅會導致體重增加，還可能引發糖尿病、心血管疾病與代謝症候群等健康問題。此外，這些食品的加工方式與成分設計使其容易讓人產生上癮，進一步強化對不健康飲食的依賴，形成惡性循環。

解決方式：

- 增加對新鮮食品的補助，讓低收入族群能夠負擔健康飲食。
- 制定食品標示規範，如在高糖、高脂食品上加註警示標籤。
- 限制學校與公共場所販售高度加工食品，鼓勵供應健康食品的選擇。

2. 食品廣告與行銷的影響

行銷策略影響著人們的飲食選擇，特別是對兒童與青少年。長期接觸高糖、高鹽食品的廣告，會讓人產生潛意識上的偏好，使這些食品成為日常飲食的一部分。研究顯示，這些行銷手法對所有年齡層都可能造成負面影響，而兒童因缺乏對廣告的辨別能力，特別容易受到影響。

- **常見的食品行銷手法包括**
  - 名人或卡通角色代言，吸引兒童消費（例如速食餐廳的兒童套餐）。
  - 促銷手段，如「買一送一」或大分量折扣，或玩具贈送，鼓勵過量消費。
  - 誤導性的「健康標籤」，例如：標榜「低脂」、「無糖」，但實際上仍含大量熱量或人工甜味劑（代糖）。

3. 健康食品的可及性

除了食品選擇與廣告，健康食品的可取得性也是影響飲食習慣的重要因素。某些地區因地理或經濟因素，居民難以取得新鮮蔬果與健康食材，這類現象被稱為「食物沙漠」。在這些地區，往往沒有大型超市或農貿市場，居民只能仰賴速食店、便利商店或加工食品，導致不健康飲食模式的惡性循環。此外，即使有新鮮食材，價格通常較高，使得低收入家庭無法負擔。

• 食物沙漠對健康的影響

- 肥胖與慢性病增加：缺乏健康食材，使居民更依賴高熱量食品，導致肥胖、糖尿病、高血壓等問題。
- 兒童發育與學習受影響：不均衡的營養攝取會影響兒童的智力發展與學習能力。
- 社區健康狀況惡化：當一個社區的居民長期接觸不健康食品，醫療成本將隨之上升，對整體公共健康造成負擔。

解決方式：

- 提供政府補助，鼓勵超市進駐低收入社區，提升健康食品供應。
- 推動城市農業，讓居民能夠自己種植蔬果，提升食材自給率。
- 設立食品銀行，確保經濟弱勢族群能夠獲得新鮮食材，而非只能依賴加工食品。

4. 城市與交通環境因素

- **缺乏運動空間**

隨著都市化進程加快，土地開發優先考量經濟效益，導致許多城市綠地、公園與運動場地減少，居民缺乏適合的運動空間，減少了日常體能活動的機會。尤其在高密度城市，公寓樓取代了傳統住宅，街區設計主要考慮商業與住宅開發，而忽略了運動與休閒設施。

解決方式：

- 設立更多的社區運動中心，確保各年齡層都能方便使用運動設施。
- 規劃多功能公園，結合健身器材、步道與兒童遊樂區，讓不同族群都能增加活動量。
- 鼓勵屋頂綠化與垂直運動空間，如屋頂操場或健身區，增加都市中的運動選擇。

- **以汽車為主的城市設計：步行與自行車基礎設施不足**。

許多城市的交通規劃高度依賴汽車，道路設計以汽車為主，而缺乏步行道與自行車道，這讓居民日常活動量大幅下降。在缺乏安全步道與公共運輸系統的城市，人們被迫選擇開車，即使是短程距離也不願步行或騎車。這種環境進一步促使久坐生活型態，增加肥胖等代謝疾病風險。

解決方式：

- 增加步行道與自行車專用道，減少對汽車的依賴。
- 規劃「十五分鐘城市」，確保居民可在步行範圍內取得日常所需，如超市、學校、醫院與運動設施。
- 提供大眾運輸優惠，鼓勵居民搭乘公共運輸系統並增加步行機會。

- **工作與通勤模式：長時間久坐的影響**

現代工作型態使許多人長時間坐在辦公室或家中，而長時間久坐已被證實會增加心血管疾病、肥胖與代謝問題的風險。此外，通勤時間過長也是影響身體活動量的重要因素，特別是在大都市，上班族每天可能花費一至二小時以上的通勤時間，進一步壓縮運動的機會。

解決方式：

- 企業可以提供站立式辦公桌與休息的空間及時間，鼓勵員工在工作間隙活動。
- 提倡「站立式或步行式會議」，讓討論或會議結合簡單的運動。

- 促進「遠距工作」與靈活工時，減少不必要的通勤時間，讓員工有更多時間投入健康活動。

5. 政策因素

除了城市環境，政府政策也是影響居民健康的重要因素。缺乏針對健康飲食與運動的公共政策，可能讓民眾更容易選擇不健康的生活方式。

• 缺乏肥胖防治政策

部分國家對於含糖飲料、超加工食品與運動推廣缺乏明確政策。例如，許多地區未對含糖飲料徵稅，導致這類產品價格低廉，促使消費量上升。此外，營養標示不明確，使消費者難以正確選擇健康食品。

解決方式：

- 對含糖飲料與高熱量食品徵收額外稅金，減少消費誘因。
- 強制食品包裝標示清楚的糖分、鈉含量，並增加警示標籤（如紅色標示高糖食品）。
- 限制垃圾食品的廣告，特別是針對兒童市場的行銷。

• 醫療與公共健康資源的可及性

低收入族群往往較難獲得營養諮詢、減重計畫與健康食品，導致健康不平等問題。許多國家的公立醫療資源有限，且減重治療（如營養師諮詢）通常不包含在基本醫療保險內，使得經濟弱勢群體更難獲得適當的健康指導。

解決方式：

- 提供低收入家庭免費或補助性的營養諮詢與運動指導。
- 設立社區健康中心，讓居民可以更容易獲得體重管理與健康資源。
- 推廣「醫療保健涵蓋健康飲食計畫」，如補助新鮮蔬果購買，鼓勵健康飲食習慣。

肥胖與健康問題不僅與個人習慣有關，更受到城市規劃、交通模式、工作環境與政府政策的影響。透過改善都市環境、政策調整與教育推廣，我們可以打造一個更健康、更適合運動與良好飲食習慣的城市，讓每個人都能在健康的環境中茁壯成長。

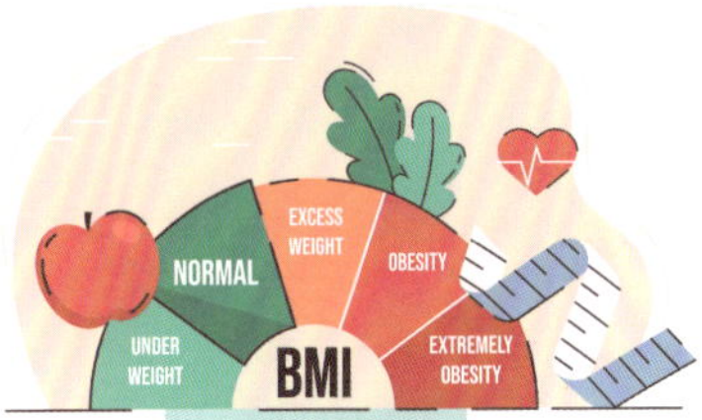

疾病與藥物：是「病」偷走了你的健身努力

六種會造成肥胖的疾病

肥胖不僅與飲食和運動習慣有關，也可能與身體內分泌系統失衡或特定疾病有關。本章節比較艱深，請讀者有耐心看完。以下是六種可能導致肥胖的疾病，以及它們對人體的影響與治療方式。

1. 多囊性卵巢症候群（PCOS）

是一種常見的生殖內分泌性疾病，常見的症狀包括：月經少、肥胖、不孕、及部分有合併高「雄性素」血症的表現，如長鬍子、冒痘痘、掉髮、雄性禿。目前致病的機轉未明，但學者們大部分都認為這與腦下垂體荷爾蒙分泌異常及胰島素高阻抗，而導致卵巢分泌過多的男性荷爾蒙有關。

約有四十%的多囊性卵巢症候群的病人在診斷的同時就合併有肥胖的情形，肥胖的多囊性卵巢症候群病人常合併有高血脂症，尤其是血液中的三酸甘油脂會偏高，好的膽固醇會偏低。這些危險因子最後均導致多囊性卵巢症候群的病人發生糖尿病和心血管疾病的機率大幅增加。

治療方式：目前沒有根治 PCOS 的方法，但可以透過飲食調整、適當運動、藥物（如調經藥物或胰島素調節劑）來管理體重與改善內分泌失衡。

表 3：

生理狀況	雌激素值	體脂分布變化	代謝變化
青春期／生育期	高	臀部、大腿脂肪增加	代謝正常或較好
更年期後	低	腹部脂肪增加，容易發胖	胰島素阻抗增加、代謝症候群風險上升
荷爾蒙替代療法（HRT）	上升	有助穩定脂肪分布	視個體而定

2. 庫欣氏症候群（Cushing's Syndrome）

庫欣氏症候群是由於體內皮質醇（Cortisol）過量所引起的內分泌疾病，有些是因為腦垂體腫瘤，導致促腎上腺皮質素（ACTH）增加，或肺小細泡癌造成。皮質醇是一種腎上腺皮質分泌的壓力賀爾蒙，當其長期過高時，會影響身體代謝、脂肪分布與胰島素功能，進而導致體重增加。庫欣氏症候群有時是先天的，有時是後天服用太多類固醇引起的，若幼童發病時，常表現肥胖及生長發育障礙。

常見症狀：

- 全身倦怠
- 中央型肥胖（腹部脂肪堆積，但四肢

庫欣氏症候群（Cushing's Syndrome）

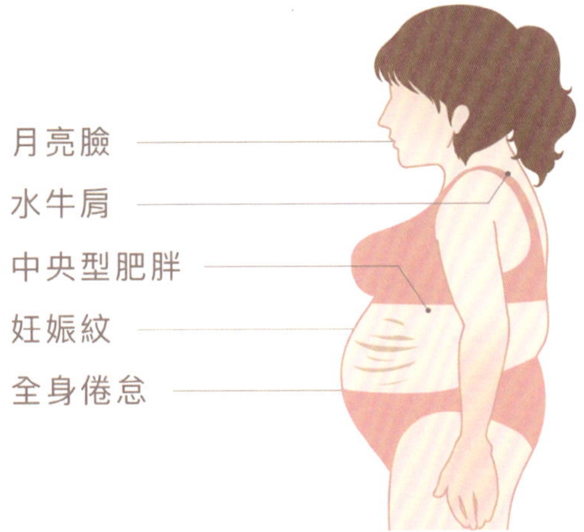

圖5

庫欣氏症候群

較為纖細）

- 月亮臉（臉部腫脹圓潤）
- 水牛肩（背部與頸部脂肪囤積）
- 皮膚變薄、易瘀青
- 紫紅色妊娠紋

治療方式：治療方法取決於病因，可能包括手術切除腫瘤、調整類固醇藥物劑量或服用調節皮質醇的藥物。

3. 甲狀腺功能低下（Hypothyroidism）

甲狀腺負責調節身體的新陳代謝，當甲狀腺素分泌不足時，基礎代謝率會下降，導致水分滯留、皮下黏液性水腫，進而造

甲狀腺功能低下（Hypothyroidism）

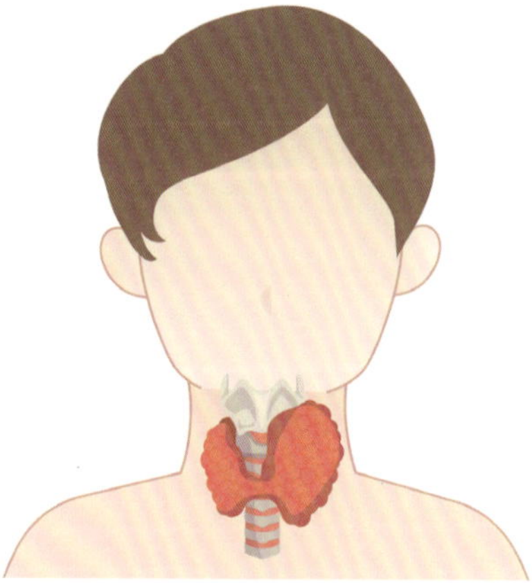

圖6

甲狀腺功能低下

成體重增加。這種體重增加與一般因脂肪累積導致的肥胖不同，患者通常還會伴隨疲勞、皮膚乾燥、怕冷、便秘等症狀。

治療方式：透過甲狀腺功能檢測診斷後，可使用甲狀腺素補充藥物（如左旋甲狀腺素）來改善症狀，並使體重恢復正常。

4. 腦下垂體或腎上腺腫瘤

腦下垂體負責分泌多種影響人體生長與代謝的激素，包括生長激素與促腎上腺皮質激素（ACTH）。生長激素有一個日夜週期，晚上是生長激素分泌比較高的時候，所以好好睡覺，生長激素作用才能有效地幫助我們增肌，進而減脂。若生長激素降低或失去週期而導致肥胖，會因為脂肪代謝變差、肌肉量減少、基礎代謝率下降，使身體容易囤積脂肪，特別是在腹部，還會導致高血脂、肌肉張力降低、骨頭組成改變、運動能力及活動力降低、心血管疾病的危險因子增加。若腦下垂體或腎上腺發生腫瘤，可能導致生長激素不足，影響脂肪代謝、肌肉生成與能量消耗。

表 4　生長激素與脂肪、肌肉量、代謝率及體重的關係：

項目	生長激素正常	生長激素低下
脂肪代謝	增加脂肪分解，減少脂肪堆積	減少脂肪分解，增加脂肪堆積（特別是內臟脂肪）
肌肉量	維持或增加	下降
代謝率	正常或偏高	降低
體重	正常	增加

表 5　促腎上腺皮質激素（ACTH）與皮質醇（Cortisol）變化對肥胖型態的影響比較：

項目	促腎上腺皮質激素 (ACTH)	生長激素低下
血中皮質醇（Cortisol）濃度	皮質醇濃度上升→腹部肥胖、胰島素阻抗增加	皮質醇濃度正常或下降→脂肪分布均勻，沒有特定區域性肥胖
肥胖表現	腹部肥胖、肌肉流失	不一定會肥胖
常見病因	庫欣氏症候群、慢性壓力、類固醇使用	與飲食、生活方式相關

表 6　常見腎上腺相關疾病影響體重的方式：

疾病	皮質醇變化	腎上腺素（Epinephrine）變化	肥胖表現	其他特徵
庫欣氏症候群（內／外源性）	皮質醇過高	無明顯變化	明顯腹部肥胖（肚子變大）	月亮臉、水牛肩、皮膚薄、紫紋、高血壓、高血糖
腎上腺功能低下（Addison 病）	皮質醇過低	無明顯變化	體重減輕	低血壓、低血糖、疲倦、皮膚色素沉著（皮膚顏色變深）
腎上腺髓質腫瘤（嗜鉻細胞瘤）	皮質醇正常或無明顯變化	腎上腺素升高	體重減輕或波動	高血壓、心悸、過度出汗、焦慮

腦下垂體

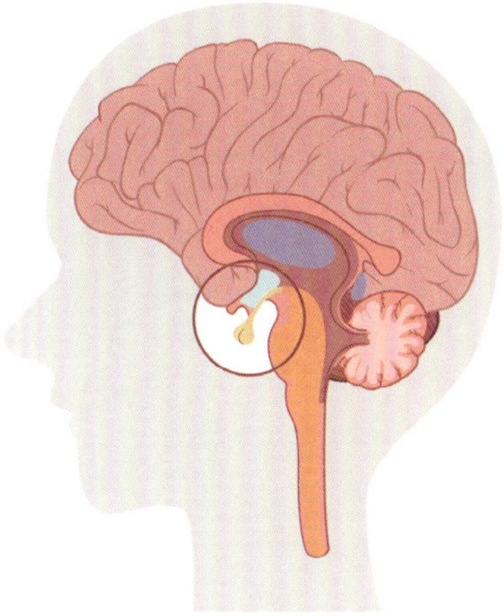

圖 7

腦下垂體

症狀可能包括：

- 肌肉量減少、基礎代謝率下降
- 腹部脂肪囤積
- 運動能力下降
- 血脂異常與心血管疾病風險增加

治療方式：建議先諮詢新陳代謝科醫師進行診斷評估，若懷疑有腫瘤，應進一步接受內分泌相關檢查以確定病因。一旦確診，可能需要透過藥物治療、放射線治療或手術切除來進行處理。

5. 高胰島素血症（Hyperinsulinemia）

「高胰島素血症」常會與「高血糖」（第二型糖尿病）搞混，但其實它們是不一樣的：高胰島素血症是胰島素過高，高血糖則是血中葡萄糖過高。胰島素分泌過多，會促使脂肪合成旺盛，造成油脂堆積，而導致肥胖的問題；因「高血醣引起的肥胖」是在高胰島素血症之後

表 7　高胰島素血症 VS. 高血糖：

項目	高胰島素血症（Hyperinsulinemia）	高血糖（Hyperglycemia）
定義	血中胰島素濃度升高	血糖濃度異常升高
原因	胰島素阻抗（最常見）、胰島素瘤、飲食過量	胰島素不足（第一型糖尿病）、胰島素作用差（第二型糖尿病）、過多醣類攝取
常見疾病	代謝症候群、肥胖、胰島素瘤、早期的第二型糖尿病	糖尿病（特別是已失控者）、庫欣氏症候群、壓力和感染等
早期變化	肥胖通常先出現高胰島素血症，身體會增加胰島素來維持血糖正常	當胰島素無法代償時，血糖開始升高
與糖尿病的關係	屬於糖尿病前期的典型特徵	屬於糖尿病的診斷依據之一
臨床風險	肥胖、脂肪肝、動脈硬化、癌症風險上升	會引發糖尿病併發症（如：視網膜病變、腎病、神經病變、糖尿病足等）
診斷方法	空腹胰島素檢測、HOMA-IR 指數	空腹血糖檢查、口服葡萄糖耐受測試（OGTT）、HbA1c 等

註：計算胰島素阻抗指數公式HOMA-IR =〔空腹血糖值（mg/dl）x 空腹胰島素值（mIU/L）〕/405（mmol/L）

期，當體重過重時，胰島素的阻抗會增加，身體需更多胰島素來維持血糖平衡，若沒有改善飲食習慣，體重又不斷增加、胰島素阻抗越來越大時，胰臟就無法分泌足夠的胰島素來控制血糖，容易讓血糖失控，造成糖尿病，同時也會提高心血管、腎臟病之風險。

治療方式：飲食控制是關鍵，應減少精製碳水化合物攝取，增加高纖食物與健康脂肪的攝取，搭配適量運動，以改善胰島素敏感性。

從臨床觀察來看，若胰島素濃度已經偏高，但血糖仍維持正常，代表身體正在努力對抗日益上升的胰島素阻抗，此時雖然血糖尚未失控，但已是代謝症候群或糖尿病前期的早期警訊。相反地，當胰島素與血糖同時升高時，則顯示胰臟的代償能力已逐漸下降，血糖開始超出正常範圍，意味著糖尿病的風險大幅提高。而若血糖明顯升高，但胰島素分泌卻偏低，則需考慮胰島功能是否出現嚴重障礙，這種情況常見於第一型糖尿病，或是晚期胰臟衰竭的情況。

這些不同階段的表現，反映了身體在面對胰島素阻抗與血糖控制時所經歷的變化歷程，也提醒我們，提早察覺與介入，能有效避免代謝問題惡化為不可逆的疾病。

6. 性激素改變

性激素（如雌激素、睪固酮）影響身體脂肪分布與代謝率，雌激素會提高胰島素受體敏感性，促進葡萄糖代謝，也會調節下視丘，具有抑制食慾作用。當這些激素失衡時，可能導致肥胖。

- **女性**：若青春期、懷孕期雌激素增加且黃體酮的比例失衡，造成臀部、大腿脂肪量增加。更年期後，雌激素下降，導致脂肪更容易囤積在腹部。
- **男性**：肥胖可能導致睪固酮降低，進

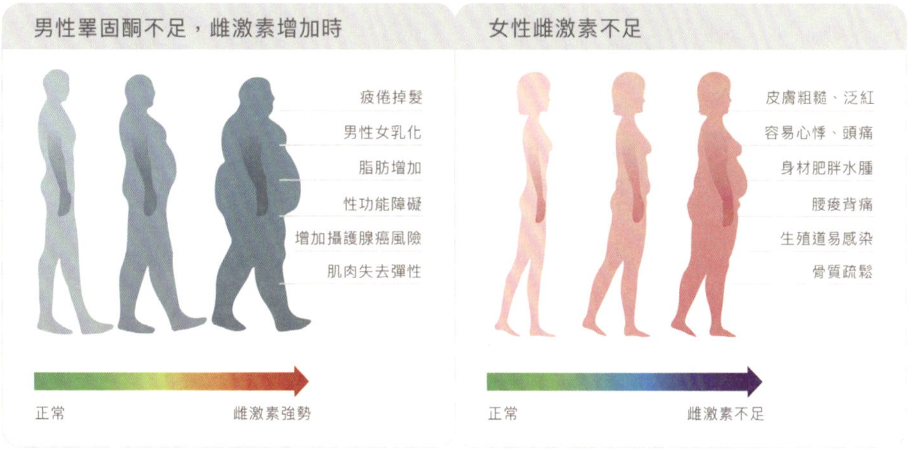

圖8

雌雄激素改變，也可能造成肥胖

一步影響肌肉生成與脂肪代謝，甚至可能出現男性女乳症。

治療方式：透過血液檢測評估荷爾蒙濃度，並在醫師指導下使用荷爾蒙替代療法（HRT）或透過飲食與運動來調節內分泌平衡。

7. 代謝症候群（Metabolic Syndrome）

「代謝症候群」是一組與代謝相關的風險因子同時出現的綜合症狀，這些因子會大大增加罹患心血管疾病、糖尿病、中風的風險。

以下表格是診斷代謝症候群的標

表 8　代謝症候群的診斷：

項目	標準
腹部肥胖	女性腰圍 ≧ 80cm（31.5 吋） 男性腰圍 ≧ 90cm（35.5 吋）
高血壓	收縮壓 ≧ 130 mmHg，或舒張壓 ≧ 85 mmHg，或正在使用降壓藥
高血糖	空腹血糖 ≧ 100 mg/dL，或已診斷為糖尿病
高三酸甘油酯（TG）	TG ≧ 150 mg/dL，或正在服用降血脂藥
高密度脂蛋白膽固醇偏低（HDL）	女性 ＜ 50mg/dL 男性 ＜ 40mg/dL
診斷方法	空腹血糖檢查、口服葡萄糖耐受測試（OGTT）、HbA1c 等

準，若符合以下五項中的任意三項或以上，就可診斷為代謝症候群。

肥胖不僅僅是飲食不當或缺乏運動的結果，許多內分泌與代謝疾病都可能影響體重控制。如果長期無法減重，或伴隨其他身體異常症狀，應諮詢醫師，進行相關檢查與治療，以針對根本問題進行改善。

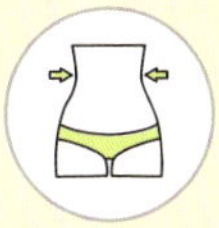

參考資料：

1. https://heho.com.tw/archives/155750、
2. https://events.cofit.me/genesis-blog-hormone-obesity-22142
3. https://blog.health2sync.com/to-know-the-diabesity/

造成體重增加的常見藥物

某些藥物可能會影響人體的代謝、食慾或體液滯留，進而導致體重增加。以下是幾種常見可能影響體重的藥物類別：

1. 乙型交感神經阻斷劑（Beta-blockers）

代表藥物：Propranolol

這類藥物主要用於降低血壓和控制心律，但它們可能減緩脂肪與血糖的代謝。此外，服用此類藥物的人可能更容易感到疲倦，導致日常活動減少，運動量下降，進而使體重增加，尤其是腹部脂肪堆積。

2. 抗精神病藥物（Antipsychotics）

代表藥物：Thioridazine、Olanzapine、Risperidone、Clozapine、Quetiapine

部分抗精神病藥物可能增加食慾，或影響甲狀腺功能，導致新陳代謝下降。此外，這些藥物可能引發血脂異常、胰島素分泌異常和胰島素阻抗，進而增加代謝症候群、肥胖、心血管疾病、動脈粥狀硬化及糖尿病的風險。此外，某些藥物的鎮靜與嗜睡作用可能進一步降低日常活動量，促使體重上升。

3. 抗憂鬱藥物（Antidepressants）

代表藥物：單胺氧化酶抑制劑（MAOI）、三環抗憂鬱劑（TCA，如Nortriptyline、Amitriptyline、Doxepin）、選擇性血清素再吸收抑制劑（SSRI，如Paroxetine、Citalopram、Escitalopram）、其他抗憂鬱藥物（如Imipramine、Mirtazapine）

某些抗憂鬱藥物可能透過影響正腎上腺素激性α2與血清素5-HT的受體來增加食慾，或透過影響組織胺H1及接受器作用，降低基礎代謝率，使體重上升。體重增加的程度通常與藥物治療的時間長短有關。

4. 糖皮質激素（Glucocorticoids）

代表藥物：Prednisone

糖皮質激素可能影響身體的葡萄糖耐受性，促使熱量攝取增加，導致三酸甘油脂升高，進而造成「中央型肥胖」，即脂肪主要囤積在腹部、臉部與上背部，形成典型的「水牛肩」與「月亮臉」。這類藥物常用於治療氣喘、自體免疫疾病等慢性病，因此需長期服用的患者特別需要注意體重管理。

5. 抗癲癇藥物（Antiepileptic Drugs）

代表藥物：Carbamazepine、Valproic Acid、Phenytoin、Gabapentin

部分抗癲癇藥物可能促進食慾，即使控制飲食仍可能導致體重上升。例如，Carbamazepine可能在短時間內顯著增加體重，而Valproic Acid可能導致食慾大幅提升，促使脂肪堆積。

6. 荷爾蒙製劑（Hormonal Medications）

代表藥物：含雌激素與黃體素的藥物，如避孕藥、更年期荷爾蒙療法藥物。

雌激素可能導致體液滯留與水腫，而黃體素則可能促進食慾，兩者共同作用可能導致體重增加。例如，服用避孕藥或更年期補充療法的女性，可能會在短時間內明顯感受到體重變化。

至於應該如何應對藥物引起的體重變化？你可以這麼做：

- 與醫師討論替代方案：若體重增加影響健康，可與醫師討論是否有其他副作用較少的藥物可供選擇。

- 調整生活方式：均衡飲食、增加運動量，以減少藥物對體重的影響。
- 監測體重變化：定期記錄體重與身體狀況，及早發現異常變化。
- 注意其他健康指標：如血糖、血脂、血壓等，避免因體重上升而增加其他健康風險。

如有疑慮，建議諮詢專業醫師，以確保藥物治療的安全性與健康管理的平衡。

參考資料：

1. https://health.ltn.com.tw/article/paper/715706
2. https://health.udn.com/health/story/6012/6384044
3. https://health.tvbs.com.tw/medical/336121
4. https://www.chuangyung.com.tw/answer.asp?sn=150

CHAPTER

3

肥胖與過重的健康代價

從心血管到骨頭的全身衝擊

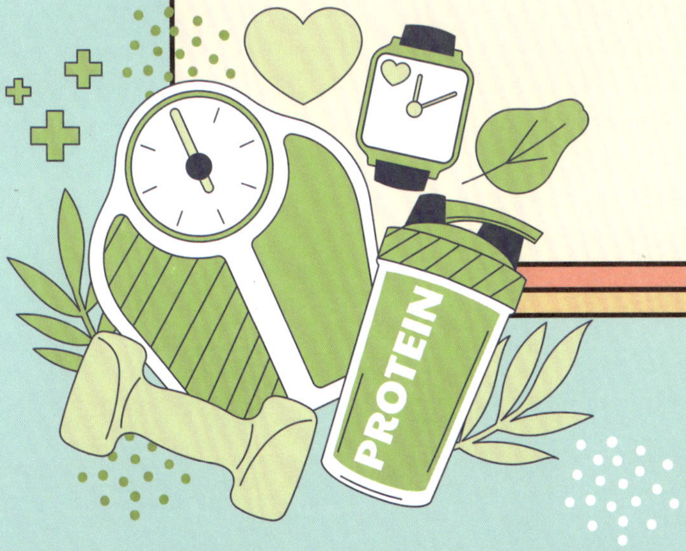

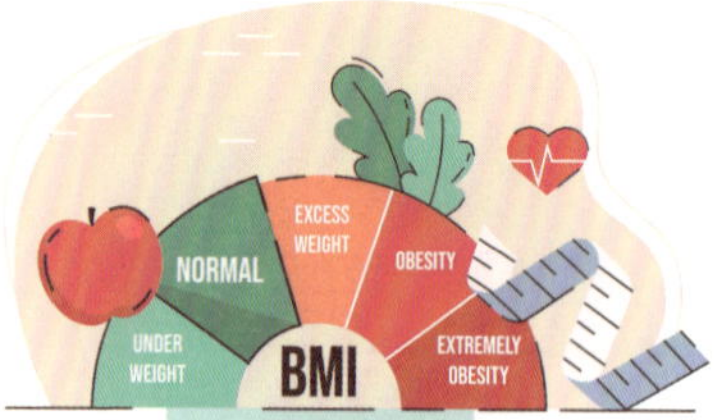

胖會傷心！心血管疾病風險高

肥胖不僅會影響外觀，還可能對身體的各個系統造成負面影響，尤其是心血管系統。因肥胖會改變血液中的脂質（如膽固醇和甘油三酯），這些脂質的不平衡會對心血管健康造成損害，且脂肪積聚會對血管、心臟和整體代謝造成負面影響。

根據研究，肥胖與以下心血管疾病密切相關：

1. 高膽固醇

肥胖可能導致「壞膽固醇」（LDL）的增加，這些膽固醇會在血管內積聚，形成斑塊，進而引發動脈硬化，增加心臟病和中風的風險。

2. 高三酸甘油酯

肥胖還可能使血液中的三酸甘油酯濃度升高，這與心臟病的風險密切相關。高三酸甘油酯不僅會影響血管健康，還可能增加心臟病發作的機率。

3. 高血壓

肥胖會增加血管內的壓力，導致血壓上升。這是因為體重過重使得心臟需要更大力氣來泵送血液，並且脂肪會提高膽固醇與三酸甘油脂，進而對血管造成壓迫，進一步加重血壓負擔。

4. 冠狀動脈心臟病

肥胖會加速動脈硬化（即動脈壁變厚和變硬），使得血管壁狹窄，導致血液流動不暢，增加冠狀動脈病變或心肌梗塞的風險。這些變化會減少心臟獲得氧氣和營養的能力，可能導致心臟病發作或心絞痛。

5. 中風

肥胖會增加高膽固醇、高三酸甘油酯及高血壓的風險，也會增加腦血管血栓形成的風險，這可能導致中風。動脈硬化和高血壓是中風的主要風險因素，而肥胖會加劇這些問題。

6. 左心室肥厚

肥胖會使心臟必須更加努力地工作，長期下來可能會導致心臟的左心室增大肥厚。這會減少心臟的泵血效率，並可能導致心衰竭。

7. 心衰竭

肥胖會增加心臟的負擔，可能導致心衰竭，即心臟無法有效泵送血液，無法滿足身體對氧氣和營養的需求。這是一種可能致命的心臟病。

8. 肥胖與慢性炎症

肥胖者體內的脂肪細胞，尤其是內臟脂肪，會釋放多種炎症因子，使身體長期處於慢性低度炎症狀態。這些炎症物質會損害血管內皮細胞，加速動脈硬化進程，進而提升心血管疾病的風險。

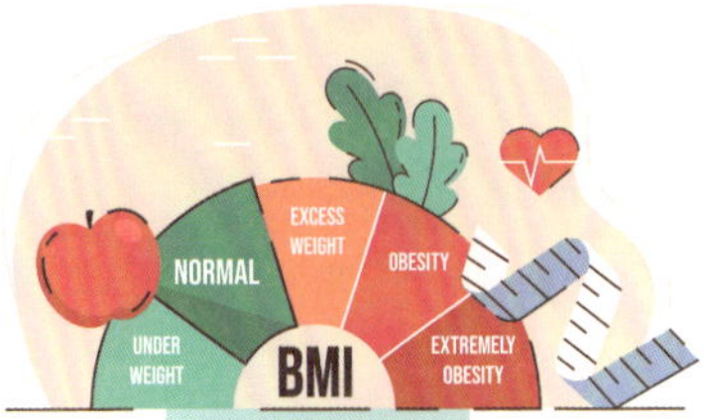

如何預防肥胖引起的心血管疾病？

儘管肥胖對心血管健康構成威脅，但透過健康的生活方式可以有效降低風險：

1. 健康飲食

選擇低脂、低糖、低鹽、高纖維的均衡飲食，如蔬菜、每天兩份（一份水果約半條香蕉或六顆大的葡萄）水果、全穀類與少量健康的飽和脂肪，能幫助調節血脂與體重。

2. 規律運動

每週至少進行三次、每次三十分鐘的中等強度運動，如快走、游泳、騎自行車，有助於燃燒脂肪、改善血液循環，並降低心血管風險。

3. 控制體重

即使僅減少五～十%的體重，也能顯著改善血壓、膽固醇與血糖濃度，降低罹患心血管疾病的機率。

4. 戒菸與適量飲酒

吸菸與過量飲酒都會損害血管健康，增加動脈硬化與心臟病風險，戒菸與限制酒精攝取對心血管保護至關重要。

肥胖與心血管健康密切相關，但透過積極的健康管理，可有效降低風險。均衡飲食、規律運動與良好的生活習慣，是維持心臟與血管健康的關鍵。

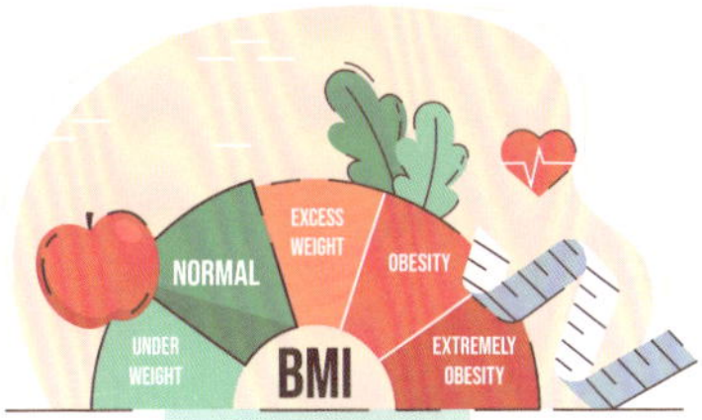

腰酸背痛？肥胖也會影響骨骼、關節與脊椎

肥胖對人體骨骼與關節的影響不僅僅是體重增加帶來的額外負擔，還涉及內分泌與代謝的變化，進一步加速關節退化、引發疼痛，甚至影響整體姿勢與脊椎健康。以下我們探討幾個主要問題：

肥胖對骨骼與關節的影響

1. 退化性關節炎

肥胖會顯著增加關節的負擔，特別是髖關節、膝關節、踝關節與脊椎，因此肥胖者罹患退化性關節炎的風險比一般人高出二十倍以上。除了機械性壓力，肥胖還會引發全身性低度慢性發炎，影響關節健康。脂肪組織會釋放多種發炎介質，如腫瘤壞死因子（TNF-α）和白介素-6（IL-6），這些物質會加速軟骨細胞的退化，使關節炎惡化。

此外，肥胖會導致體內胰島素濃度升高，進而降低軟骨細胞的葡萄糖代謝與粒線體功能，使其修復能力下降，進一步加劇關節的退化。長期的胰島素阻抗狀態不僅會導致肥胖，還會增加發炎因子，使軟骨細胞進一步受損，形成惡性循環。

2. 膝關節疼痛

膝蓋是人體承受體重的主要關節，當人走路時，膝蓋承受的壓力約為體重的一至二倍，上下樓梯時更可能達到三至四倍，而蹲跪時可達八倍以上。換句話說，當體重每增加一公斤，膝蓋就需額外承受四公斤的壓力。長期過度的負荷會加速膝關節與纖維軟骨的磨損，引發疼痛，甚至導致關節變形。

3. 足底筋膜炎

肥胖者常見的另一個問題是足底筋膜炎。足底筋膜是一條支撐足弓的強韌組織，當體重過重時，足底筋膜會受到過度拉扯，使足弓變扁，導致足底疼痛與慢性發炎。長期下來，不僅影響步態，還可能加重膝關節與踝關節的壓力，形成惡性循環。

4. 代謝異常對骨骼的影響

肥胖與代謝症候群（如高血糖、高血脂）往往同時存在，而這些代謝異常也會影響骨骼健康。例如，糖尿病患者的骨密度較低，骨骼微結構較為脆弱，骨折風險也因此增加。此外，過量的內臟脂肪還可能影響骨骼的重塑過程，使骨骼更容易變得脆弱。

5. 肥胖與肌肉、韌帶的關聯

肥胖不僅影響關節，還會影響肌肉與韌帶等軟組織。過多的體重可能導致肌肉力量不足、韌帶鬆弛，使關節穩定性降低，進一步加劇脊椎與四肢關節的負擔，增加運動傷害的風險。

肥胖對脊椎的影響

1. 腰椎椎間盤突出與慢性腰痛

肥胖者常有腰酸背痛的困擾，這與腹部重量增加有關。當腹部脂肪過多時，身體的重心會前移，使腰椎被迫代償性前彎，導致椎間盤受力不均。長期下來，腰椎椎間盤可能會因過度壓迫而變薄、萎縮，甚至突出，進一步壓迫神經，引發腰腿疼痛。

此外，肥胖者也容易養成彎腰駝背的姿勢，長期維持不良姿勢會導致慢性腰痛與脊椎變形。研究顯示，肥胖是腰椎退變性疾病（LDD）的重要危險因子之一，且肥胖者進行腰椎手術（如腰椎融合術）時，手術的困難度與併發症風險皆會提高。

2. 姿勢不良與脊椎變形

健康的脊椎應呈現自然的前後 S 型曲線，但肥胖可能影響脊椎的正常排列。當上半身因脂肪囤積而前傾時，肩頸與腰部的肌肉需要額外出力來維持平衡，長期下來，這些肌肉容易疲勞、僵硬，導致肌肉緊繃與姿勢不良，甚至影響新陳代謝，使減重變得更加困難。

3. 肥胖與骨質疏鬆

雖然過重者的骨密度在某些情況下可能較高，但隨著年齡增長與內臟脂肪的過度囤積反而會影響骨骼健康，增加骨質疏鬆的風險。研究發現，腹部脂肪過多（如啤酒肚）與骨質疏鬆有密切關聯，這是因為內臟脂肪會分泌影響骨骼代謝的激素，使骨骼結構變得脆弱。此外，肥胖者的飲食往往缺乏足夠的鈣質與維生素D，進一步增加骨質流失的風險。

肥胖對骨骼、關節與脊椎的影響遠不僅是「體重過重」這麼簡單。除了增加關節與脊椎的機械性負擔外，肥胖還會誘發慢性發炎、影響代謝，進一步加速關節與骨骼的退化。許多肥胖者會面臨退化性關節炎、膝關節疼痛、足底筋膜炎、腰椎椎間盤突出，甚至骨質疏鬆等問題，影響日常生活與活動能力。

因此，控制體重不僅有助於降低心血管疾病風險，也能有效減少骨骼與關節的負擔。透過健康的飲食、規律的運動與良好的姿勢習慣，可以幫助維持關節與脊椎的健康，減少因肥胖引起的關節疼痛與退化性疾病，提升生活品質。

肥胖對骨骼關節及腰椎的影響

肥胖

↓

☞機械負荷增加

☞關節軟骨磨損，椎間盤壓力增加

☞椎間盤壓力增加

↓

☞代謝因素促炎性因子增加

☞關節軟骨退化

↓

☞姿勢改變

☞腰椎前彎

☞椎間盤受力不均

參考資料：

1. https://events.cofit.me/genesis-blog-osteoarthritis-27589
2. https://www.eonway.com/%E6%B8%9B%E9%87%8D%E5%8A%A9%E6%8E%A7%E5%88%B6%EF%BC%8D%E9%98%BB%E6%96%B7%E9%97%9C%E7%AF%80%E7%82%8E%E7%9A%84%E6%83%A1%E6%80%A7%E5%BE%AA%E7%92%B0/
3. https://org.vghks.gov.tw/bar/Content_List.aspx?n=3D765DBB0F9A3534

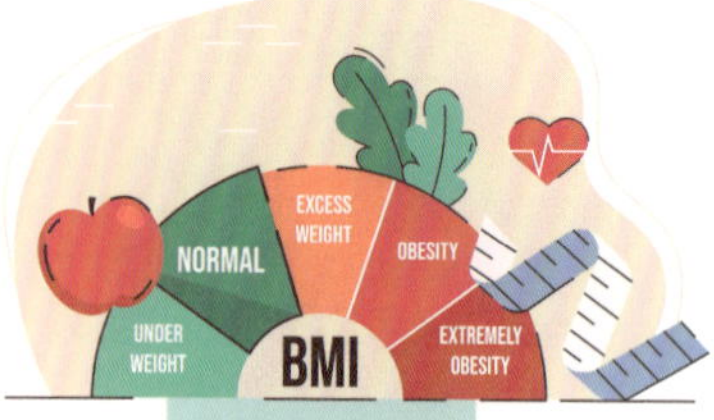

喘不過氣？肥胖與呼吸道疾病

肥胖與多種呼吸道疾病密切相關，特別是阻塞性睡眠呼吸中止症（OSA）與肥胖換氣不足症候群（OHS）。這些疾病不僅影響睡眠品質，還可能導致慢性呼吸衰竭、肺動脈高壓，甚至提高死亡風險。

肥胖會對呼吸道造成結構性與功能性的影響，主要機制包括：

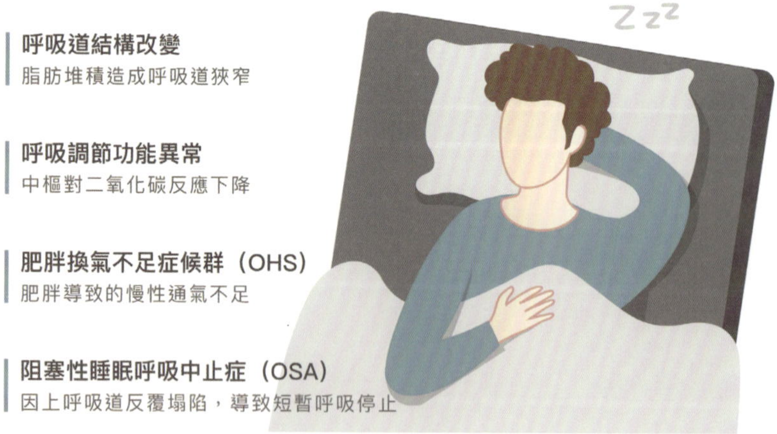

圖 9

肥胖與呼吸道疾病

1. 呼吸道結構改變

- **脂肪堆積**：肥胖者的脖子、咽喉及舌頭周圍脂肪增加，使上呼吸道變得狹窄，舌頭容易在睡眠時向後下垂並造成呼吸道阻塞，導致氣流受阻。
- **腹橫肌及橫膈膜受壓**：腹部脂肪過多會擠壓橫膈膜，降低肺部擴張能力，使換氣效率下降。

2. 呼吸調節功能異常

- **中樞對二氧化碳反應下降**：肥胖者的呼吸中樞對血液中的二氧化碳濃度變化較不敏感，導致身體較難自動調節呼吸頻率。
- **肺順應性降低**：脂肪組織的壓迫使肺部彈性下降，使得每次呼吸的換氣量減少。

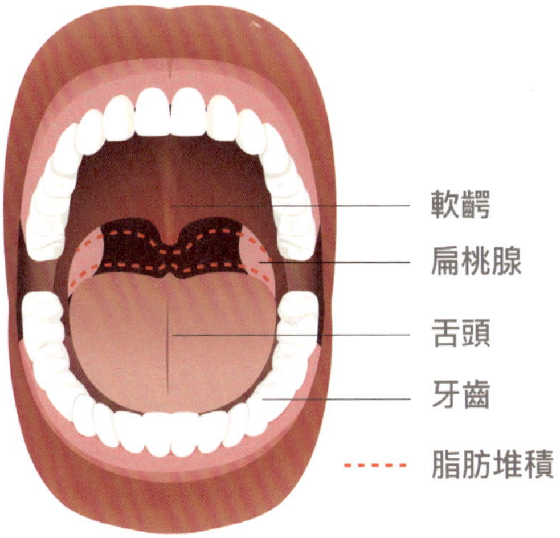

圖 10

若因肥胖造成扁桃腺、舌頭及咽喉肥大，會影響呼吸道空間，阻礙呼吸順暢。

這些變化可能導致兩種主要的呼吸道疾病：阻塞性睡眠呼吸中止症（OSA）與肥胖換氣不足症候群（OHS）。

阻塞性睡眠呼吸中止症（OSA）

阻塞性睡眠呼吸中止症是指在睡眠時因上呼吸道反覆塌陷阻塞，導致短暫呼吸停止或換氣不足，使氧氣供應不足。嚴重的 OSA 可能導致白天疲倦、注意力不集中，甚至增加高血壓、心血管疾病、糖尿病的風險。

肥胖者的咽喉與舌頭脂肪堆積過多，導致：

- 呼吸道變狹窄→空氣流通受阻。
- 睡眠時肌肉放鬆→上呼吸道更容易塌陷。
- 腹部脂肪壓迫橫膈膜→減少肺擴張能力，影響換氣。

研究顯示，每減少十％體重，可降低二十六％的 OSA 發作次數。

阻塞性睡眠呼吸中止症的臨床症狀：

- 睡眠時大聲打鼾

- 夜間反覆醒來，甚至有窒息感
- 白天極度嗜睡、疲倦
- 注意力不集中、記憶力下降
- 頭痛、情緒不穩

肥胖換氣不足症候群（OHS）

肥胖換氣不足症候群（OHS）是一種由於肥胖導致的慢性通氣不足，其診斷標準包括：

- BMI ≧ 30 kg/m^2（即重度肥胖）
- 動脈二氧化碳分壓（$PaCO_2$）> 45 mmHg（表示呼吸換氣不足）
- 無其他肺部疾病可解釋低通氣的原因

治療與管理

若有以上體重所造成的疾病，減重是改善的關鍵：

- 減少十% 體重可顯著改善 OSA 與 OHS。

- 健康飲食（減少高糖、高脂肪食物）＋規律運動（有氧運動＋肌力訓練）。
- 必要時接受減重手術（如胃繞道手術、縮胃手術），或使用減重藥品，幫助 BMI 降低。
- 非侵入性呼吸輔助：

對於重度阻塞性睡眠呼吸中止症或肥胖換氣不足症候群，臨床上會使用非侵入性正壓呼吸器（BiPAP 或 CPAP），幫助呼吸道保持開放，改善換氣。

- CPAP（持續正壓呼吸器）：適用於阻塞性睡眠呼吸中止症，提供穩定的氣流防止呼吸道塌陷，缺點是有聲音，旅行時使用不方便，生活品質會下降並影響另一半。
- BiPAP（雙相氣道正壓呼吸器）：適用於肥胖換氣不足症候群，可幫助換氣不足的患者有效排除二氧化碳。

※生活影響與挑戰

雖然持續正壓呼吸器／雙相氣道正壓呼吸器可有效治療阻塞性睡眠呼吸中止症與肥胖換氣不足症候群，但患者常面臨以下困擾：

- **佩戴不適，影響睡眠品質。**

- 設備噪音大，可能影響自己和伴侶。
- 影響夫妻生活，導致親密關係困擾。

改善建議：

- 選擇合適的口鼻罩，降低不適感。
- 嘗試不同壓力設定，讓設備適應個人需求。
- 建立良好睡眠習慣，如減少睡前飲酒、咖啡因攝取。

※如何預防與改善呼吸道疾病

- 控制體重：減重是改善阻塞性睡眠呼吸中止症與肥胖換氣不足症候群的根本方法。
- 規律運動：增加肺活量，減少腹部脂肪堆積。
- 良好睡眠習慣：避免仰睡、規律作息。
- 定期檢查：有睡眠問題時，應及早就醫評估是否有阻塞性睡眠呼吸中止症或肥胖換氣不足症候群。
- 使用適當治療工具：若有嚴重換氣不足，應配合持續正壓呼吸器／雙相氣道正壓呼吸器使用。

肥胖對呼吸道的影響是可逆的！必要時可使用新的減肥藥，透過體重控制與適當治療，可以顯著降低呼吸疾病風險，改善生活品質。

參考資料：

1. 黃子婷、吳庚欽（2020）．重度肥胖合併急性呼吸衰竭病人之呼吸照護，19（1），83-85。DOI:10.6269/JRT.202007_19(1).0008
2. https://www.sem.org.tw/EJournal/Detail/628

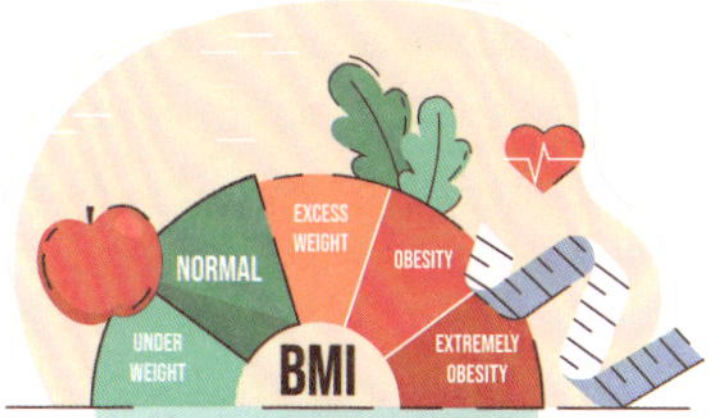

慢性疾病找上門！代謝失衡造成脂肪肝、糖尿病

肥胖不僅影響體態，更會對身體的新陳代謝造成嚴重影響，進而提高多種慢性疾病的風險，包括糖尿病、心血管疾病、內分泌失調等。

肥胖如何影響新陳代謝

肥胖的影響不只是體重增加，而是全

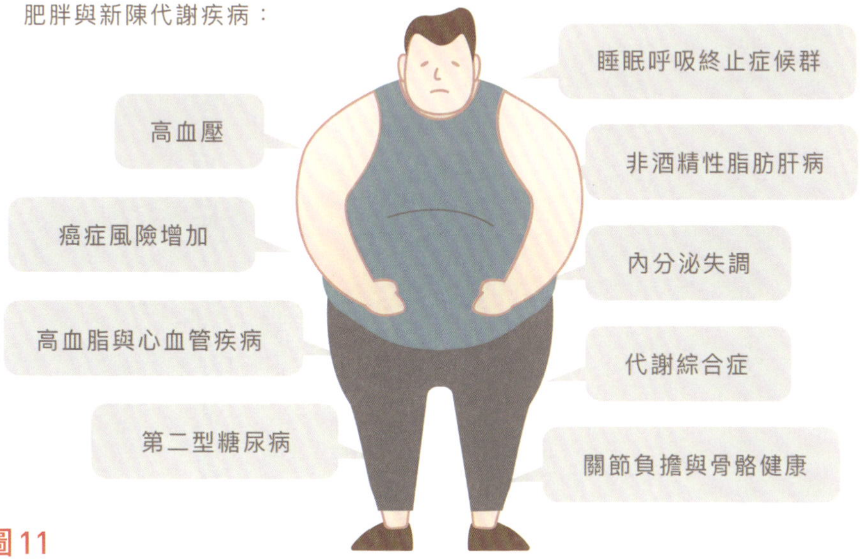
肥胖與新陳代謝疾病：
睡眠呼吸終止症候群
高血壓
非酒精性脂肪肝病
癌症風險增加
內分泌失調
高血脂與心血管疾病
代謝綜合症
第二型糖尿病
關節負擔與骨骼健康

圖11

肥胖影響新陳代謝的症狀

身性的代謝異常，主要機制包括：

1. 第二型糖尿病

體重過重（BMI≧24.9）和肥胖者體內脂肪細胞增多或變胖，特別是內臟脂肪，會影響胰島素的作用，使身體無法有效調節血糖。長期胰島素阻抗會導致血糖升高，增加第二型糖尿病的風險。研究顯示，超過三十％至四十％的過重或肥胖者最終可能發展為第二型糖尿病。

如何預防？

- 控制體重，每減少五～十％體重，可降低五十％罹患糖尿病的風險。
- 低GI飲食（減少精製糖與加工食品）。
- 規律運動（有氧運動＋肌力訓練可提高胰島素敏感度）。

2. 高血脂與心血管疾病

肥胖通常與高膽固醇和高三酸甘油脂的情況並存，這些異常的血脂指標會增加動脈硬化的風險，進而提高患心臟病、中風等心血管疾病的風險，甚至提高猝死風險。動脈硬化是指血管內壁堆積脂肪、蛋白質及纖維化，形成動脈粥樣硬化斑塊，這會使得血管變得狹窄、彈性降低，血流受阻。當心臟的血流受阻時，心臟的冠狀動脈血液供應將會受到限制，可能導致心絞痛或心臟病發作。而中風則是由於腦部血管的阻塞或破裂引起的，這些情況常與高血脂的累積有密切關聯。

如何改善？

- **健康飲食**（減少飽和脂肪與反式脂肪攝取）。
- 多攝取Omega-3脂肪酸（如深海魚油、堅果）。
- **戒菸與減少酒精攝取，降低血管負擔**。

3. 高血壓

肥胖會增加血管內的壓力，並引發血壓升高。體內脂肪堆積會使得血管需要承受更大的壓力來輸送血液，這樣的高血壓狀況會對心臟、腎臟等器官造成長期的負擔。高血壓是多種心血管疾病的主要風險因素，它會促使心臟不斷加重工作負荷，增加心臟病、腎病、視網膜病變等併發症的風險。

如何降低血壓？

- 減少鈉（鹽分）**攝取**（每日＜2g）。

• 減重五公斤或體重的百分之十可顯著降低血壓。
• 多攝取鉀（如香蕉、菠菜）有助於平衡血壓。

4. 代謝綜合症

代謝綜合症是一組與肥胖相關的健康問題，包括高血糖、高血壓、不正常的血脂指標（如高膽固醇）和腹部肥胖等。這些問題同時存在時，會顯著增加患上心臟病、糖尿病、中風等疾病的風險。代謝綜合症的關鍵因素之一就是腹部脂肪的過度積聚，這種脂肪不僅提供能量，還會分泌多種促進炎症的分子，進一步干擾正常的代謝過程。

5. 非酒精性脂肪肝病（NAFLD）

過重和肥胖會導致脂肪在肝臟的積累，進而引發脂肪肝。脂肪肝不僅會干擾肝臟的正常功能，還可能進一步發展成肝硬化、肝癌等更為嚴重的疾病。脂肪在肝臟積聚會使得肝臟細胞受損，並且增加發炎反應，這些因素會干擾肝臟的解毒作用，並可能引起其他併發症。

如何改善？

• 減少糖分與酒精攝取（避免含糖飲料），及過多的水果攝取（每天限於兩份水果）。
• 多攝取膳食纖維與健康脂肪（如堅果、酪梨）。

6. 睡眠呼吸終止症候群（詳見第一二六頁）

7. 內分泌失調

肥胖會改變多種關鍵荷爾蒙的分泌，如胰島素、瘦素（Leptin）、飢餓素（Ghrelin）、腎上腺素、皮質醇、雌激素和抗利尿激素（ADH）等。這些荷爾蒙的分泌失衡會影響食慾、代謝率和脂肪儲存，並形成一種惡性循環。舉例來說，脂肪組織會分泌瘦素，這是控制食慾的荷爾蒙，但當身體過重時，瘦素可能會變得無效，讓人持續感到飢餓並攝取過多食物，從而加劇肥胖。

8. 關節負擔與骨骼健康

過多的體重會對關節，尤其是脊椎、膝蓋和髖關節造成額外壓力。這樣的持續負擔會加速關節磨損，長期下來可能引發退化性關節炎等骨骼退化問題。過重的體重還會加劇椎間盤突出、脊椎滑脫等脊椎疾病的風險，這些問題會嚴重影響運動能力和生活質量。

9. 癌症風險增加

肥胖與多種癌症的風險相關，尤其是乳腺癌、大腸癌和子宮內膜癌等。這與體內的荷爾蒙變化、慢性炎症反應及脂肪細胞分泌的促進細胞增殖的分子有關。肥胖不僅會增加體內的炎症狀況，還會提高某些激素（如雌激素）的濃度，這些激素的變化可能會促使癌細胞的生長。

如何降低風險？

- 維持健康體重（BMI < 24.9）。
- 增加抗氧化食物（如蔬菜、水果）。
- 避免過度加工食品（如紅肉、加工肉品）。
- 若有需要補充雌激素者，請先諮詢婦產科醫師。

預防與改善肥胖導致的代謝問題

最佳策略是：減重＋健康生活方式：

1. 飲食調整

- 高纖低GI飲食（如糙米、燕麥、蔬菜）。
- 避免高糖、高脂、高鹽飲食，減少精緻加工食品。

- 適量蛋白質攝取，幫助維持肌肉量。

2. 規律運動

- 有氧運動：每週至少一五〇分鐘快走、跑步、游泳等。
- 重量或阻力訓練，提高基礎代謝率。
- 增加日常活動量，如爬樓梯、步行代替搭車。

3. 改變生活習慣

- 充足睡眠，避免睡眠不足影響胰島素敏感度。
- 減少壓力，降低皮質醇分泌，避免腹部脂肪堆積。

肥胖對新陳代謝的影響是全身性的，會導致糖尿病、心血管疾病、脂肪肝、高血壓等問題。然而，透過健康飲食、運動與生活習慣調整，可以顯著降低這些風險，改善健康狀況。

控制體重、維持健康的生活方式，是預防代謝疾病的關鍵！

參考資料：

1. Bugianesi, E., et al. (2023). Insulin resistance and fatty liver disease. Diabetes Care, 47(1), 123-140.
2. Fabbrini, E., et al. (2023). Fat metabolism and NAFLD. Hepatology, 78(3), 412-429.
3. Friedman, J. M. (2023). Leptin Resistance and Obesity-Associated Metabolic Dysfunction. Cell Metabolism, 37(4), 567-582.
4. 中華民國肥胖醫學會（2023）。《肥胖與代謝症候群治療指引》。台北：肥胖醫學會。
5. 台灣內分泌暨糖尿病學會（2023）。《胰島素阻抗與肥胖：從機制到臨床》。台灣內分泌醫學期刊，48(2)，75-91。
6. 台灣消化系醫學會（2022）。《非酒精性脂肪肝與代謝症候群》。台灣醫學期刊，46(3)，122-134。
7. 李文賢、陳建志（2023）。《非酒精性脂肪肝與代謝疾病關聯之最新研究》。台灣家庭醫學期刊，28(4)，98-112。
8. 陳建志、李文賢（2024）。《肥胖與非酒精性脂肪肝之最新研究進展》。台灣消化醫學期刊，39(1)，56-72。
9. 陳彥良、黃柏霖（2024）。《肥胖對肝臟脂肪代謝的影響》。台灣肝病醫學期刊，40(1)，55-72。
10. 黃柏瑋、張志成（2024）。《從代謝症候群到心血管疾病：肥胖的影響與預防策略》。內科醫學期刊，37(3)，112-128。
11. 黃柏瑋、張志成（2024）。《從脂肪肝到肝癌：如何及早介入預防？》。內科醫學期刊，35(2)，67-79。
12. 衛生福利部國民健康署（2023）。《肥胖對新陳代謝影響與健康管理》。台北：國民健康署。
13. 衛生福利部國民健康署（2023）。《非酒精性脂肪肝的預防與健康管理》。台北：國民健康署。

CHAPTER

4

實用減重方法全解

飲食、運動、中西醫與手術

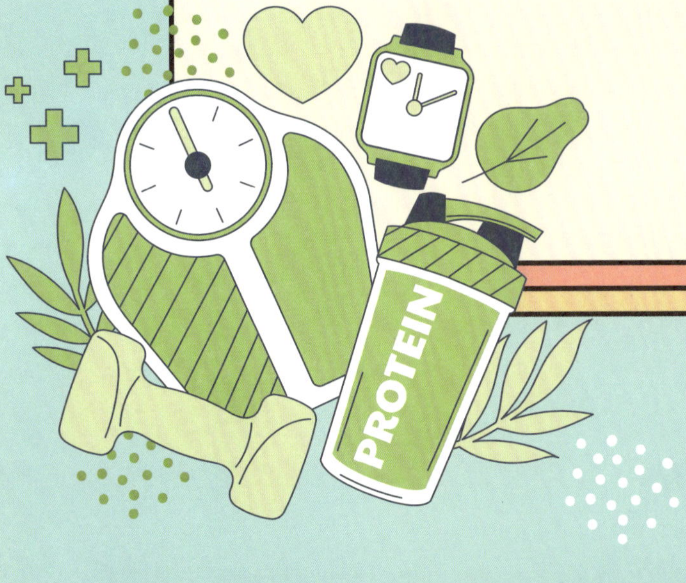

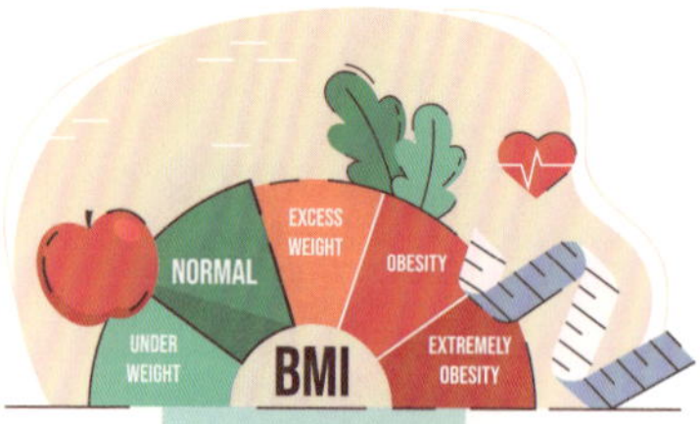

熱門飲食法解析：低碳飲食、生酮飲食與168斷食法

什麼是低碳飲食？

低碳飲食（Low-Carb Diet）是一種限制碳水化合物攝取，並增加蛋白質與健康脂肪的飲食方式。這種飲食方式有助於控制血糖、減重、降低胰島素，並改善代謝健康。

低碳飲食的基本原則

1. 減少碳水化合物攝取（通常每日五十～一五〇克）。
2. 增加蛋白質與健康脂肪攝取，確保足夠能量並維持飽足感。
3. 促使身體燃燒脂肪作為主要能量來源，而不是依賴葡萄糖。

低碳飲食的嚴格程度可分為不同類型，以下是幾種主要的低碳飲食方式。

1. 溫和型低碳飲食（Moderate Low-Carb）

- 碳水化合物攝取量：一〇〇～一五〇克／天
- 適合對象：希望減重、控制血糖或改善健康，但仍希望攝取適量碳水化合物的人。
- 食物來源：全穀類、蔬菜、低糖水果、蛋白質、健康脂肪。

2. 中度低碳飲食（Moderate to Low-Carb）

- 碳水化合物攝取量：五〇～一〇〇克／天
- 適合對象：希望積極減重或改善胰島素敏感度的人。
- 食物來源：少量水果、堅果、健康油脂、優質蛋白質。

3. 嚴格低碳飲食（Strict Low-Carb）

- 碳水化合物攝取量：二十～五十克／天
- 適合對象：想快速減重、改善胰島素阻抗或糖尿病問題的人。
- 食物來源：幾乎不攝取碳水化合物或穀類，主要攝取蔬菜、蛋白質和健康脂肪。

4. 生酮飲食（Ketogenic Diet）（詳見第一四六頁）

- 碳水化合物攝取量：二十克以下（極低碳）

- 脂肪攝取量：七十～八十%
- 蛋白質攝取量：十五～二十五%
- 適合對象：希望進入「生酮狀態」，利用酮體作為主要能量來源的人，如糖尿病患者或想快速減重者。

低碳飲食的好處

1. 幫助減重

- 低碳飲食降低胰島素分泌，讓身體燃燒脂肪作為主要能量來源。
- 提高飽足感，減少進食頻率，進而降低總熱量攝取。

2. 穩定血糖、改善胰島素敏感度

- 降低血糖波動，減少糖尿病風險，對第二型糖尿病患者有幫助。
- 減少胰島素阻抗，可幫助多囊性卵巢症候群（PCOS）患者。

3. 增強大腦功能

- 低碳飲食可減少血糖崩跌，提高專注力和能量穩定度。

- 有研究顯示，可能對阿茲海默症、癲癇患者有益。

4. 降低三酸甘油酯、改善心血管健康

- 低碳飲食可提升高密度脂蛋白（HDL，俗稱「好膽固醇」），降低心血管疾病風險。

5. 降低發炎與促進腸胃健康

- 減少精製碳水與糖分，可降低慢性發炎，如腸道發炎、關節炎、脂肪肝等。

適合低碳飲食的人

1. 想減重者（特別是腹部脂肪過多的人）。
2. 第二型糖尿病患者或有血糖問題者（可穩定血糖）。
3. 多囊性卵巢症候群（PCOS）患者（降低胰島素阻抗）。
4. 希望提升專注力與能量的人（如學生、上班族）。
5. 心血管健康管理者（可降低壞膽固醇與三酸甘油酯）。
6. 腸胃敏感或有腸躁症者（可減少麩質與加工食品的影響）。

不適合低碳飲食的人（禁忌症）

1. 第一型糖尿病患者（過低碳水可能導致酮酸中毒）。
2. 孕婦或哺乳期婦女（需要均衡營養，避免對胎兒發育產生影響）。
3. 腎功能不佳者（高蛋白飲食可能增加腎臟負擔）。
4. 長期壓力過大者（低碳可能影響皮質醇，進而影響內分泌系統）。
5. 有飲食失調病史者（如厭食症、暴食症，可能導致過度節食或報復性進食）。
6. 極端高強度運動員（可能需要較高碳水來支持運動表現）。
7. 甲狀腺功能低下者（長期低碳可能影響甲狀腺激素分泌）。

低碳飲食的常見副作用與解決方法

1.「低碳感冒」（Low-Carb Flu）：一般採用生酮飲食可能會發生

- **症狀**：頭暈、疲勞、注意力不集中、噁心。
- **解決方案**：補充電解質（鈉、鉀、鎂），增加水分攝取，逐步降低碳水化合物。

2. 便秘

- **原因**：膳食纖維攝取不足，水分減少。
- **解決方案**：多吃富含纖維的蔬菜、亞麻籽、堅果，並增加水分攝取。

3. 口臭

- **原因**：酮體（如丙酮）釋放到呼吸中。
- **解決方案**：多喝水、咀嚼無糖口香糖、適量增加碳水。

4. 睡眠問題

- **原因**：碳水攝取過低影響血清素與褪黑激素分泌。

低碳、生酮、低脂及168斷食的比較

飲食類型	碳水攝取	主要特點	適合對象
低碳飲食	50-150 克／天	降血糖、減重、控制胰島素	一般人、第二型糖尿病、PCOS
生酮飲食	20-50 克／天	進入生酮狀態，燃燒脂肪	想快速減重、代謝疾病患者
低脂飲食	高碳低脂	傳統減脂法	高血脂者
168 斷食	時間限制進食	控制熱量、改善胰島素	不想改變飲食內容者

- **解決方案：**睡前適量攝取低GI碳水化合物（如堅果、莓果）。

低碳飲食是一種有效的飲食方式，適合減重、穩定血糖、改善代謝健康的人。雖然好處多，但不適合孕婦、腎病患者、甲狀腺低下者等。在開始前，應根據個人體質調整飲食，並諮詢醫師，以確保健康與安全。

什麼是生酮飲食？（Ketogenic Diet）

生酮飲食是一種低碳水化合物、高脂肪、中等蛋白質的飲食方式，目的是讓身體進入「生酮狀態」（酮症，Ketosis），也就是以脂肪作為主要能量來源，而非碳水化合物。

基本原理：

1. 降低碳水化合物攝取量（通常每日攝取二十~五十克以下），迫使身體無法使用葡萄糖作為主要能量來源。
2. 提高脂肪攝取量（約占總熱量七十~八十%），使肝臟開始分解脂肪並產生「酮體」（Ketones）作為替代燃料。

3. 蛋白質攝取適量（約占總熱量十五～二十五％），過量蛋白質可能轉化為葡萄糖，影響生酮狀態。

如何進入生酮狀態？

通常，我們的身體依賴碳水化合物（如米飯、麵包、糖等）來提供能量，這些碳水化合物在消化後會轉化為葡萄糖。然而，當碳水化合物的攝取量極低（例如生酮飲食中），身體就無法依賴葡萄糖來提供能量，便會進入酮症狀態。酮症（Ketosis）是一種代謝狀態，當身體缺乏足夠的碳水化合物來作為能量來源時，會轉而分解脂肪來產生能量。在這個過程中，肝臟會將脂肪轉化為一種叫做酮體（ketones）的化合物，並將其釋放到血液中，作為大腦和身體其他器官的替代能源。

酮症的過程

1. 低碳水化合物攝入：當你減少碳水化合物的攝取（通常低於每天五十克的碳水化合物），血糖濃度下降，身體無法依賴碳水化合物來供能。

2. **脂肪分解**：身體開始分解儲存的脂肪，將其轉化為脂肪酸和甘油。

3. **肝臟產生酮體**：肝臟將脂肪酸轉化為酮體，這些酮體被釋放進入血液，作為能量源。

4. **酮體提供能量**：酮體（包括乙醯乙酸、β—羥基丁酸和丙酮）被大腦和肌肉等器官使用作為主要能源，取代葡萄糖。

酮症的類型

1. **營養性酮症（Nutritional Ketosis）**：通過低碳水化合物飲食（如生酮飲食）自然引發的酮症，通常是無害的，只要能適當管理。

2. **酮酸中毒（Ketoacidosis）**：這是一種危及生命的狀況，通常發生在第一型糖尿病患者中，當胰島素缺乏時，酮體過度積累，導致血液pH值下降，造成危險的酸中毒。這種情況需要立即醫療處理。

酮症的好處

1. **減重**：由於身體燃燒脂肪作為主要能量來源，許多人發現生酮飲食有助於減少體脂。

2. 改善血糖濃度：對於一些人來說，低碳水化合物飲食可能有助於穩定血糖濃度，對第二型糖尿病患者可能有益。

3. 提高專注力：有些人表示，進入酮症後，能提高專注力和精神清晰度，因為大腦更依賴酮體而非血糖。

生酮飲食的類型

1. 標準生酮飲食（SKD, Standard Ketogenic Diet）

- 碳水化合物：五～十%
- 蛋白質：十五～二十五%
- 脂肪：七十～八十%

適合大多數人用於減重和健康管理。

2. 目標性生酮飲食（TKD, Targeted Ketogenic Diet）

適合運動員或高強度運動者，在運動前適量補充碳水化合物（約二十～五十克）。

3. 循環性生酮飲食（CKD, Cyclical Ketogenic Diet）

一週中五～六保持生酮飲食，一～二天高碳水日，適合高強度運動員。

4. 高蛋白生酮飲食（High Protein Ketogenic Diet）

蛋白質比例較高（約三十～三十五%），適合需要較高蛋白攝取的健身者或肌肉流失風險較高的人。

生酮飲食的好處

1. **減重：**燃燒脂肪作為能量，有助於減少體脂肪。
2. **穩定血糖：**降低胰島素分泌，對糖尿病或胰島素阻抗者有幫助。
3. **提升腦部功能：**酮體能提供穩定能量，可能對癲癇、阿茲海默症、帕金森氏症等有幫助。
4. **減少發炎：**可能改善某些慢性發炎性疾病，如多囊性卵巢症候群（PCOS）、自身免疫疾病等。
5. **提升能量與專注力：**穩定血糖可避免血糖波動導致的疲勞與注意力不集中。

適合生酮飲食的人

1. 想快速減重者（尤其是有肥胖、代謝症候群、胰島素阻抗問題的人）。
2. 第二型糖尿病患者（但需與醫師討論，監測血糖）。
3. 有神經系統疾病的人（如癲癇、阿茲海默症、帕金森氏症）。
4. 有多囊性卵巢症候群（PCOS）的人（可能改善胰島素敏感度）。
5. 希望提高專注力與能量的人（例如程式設計師、學生、需要長時間保持專注的工作者）。

不適合生酮飲食的人（禁忌症）

1. 第一型糖尿病患者（可能導致酮酸中毒）。
2. 肝腎功能不佳者（肝臟需負責產生酮體，腎臟需代謝酮體，負擔較重）。
3. 孕婦、哺乳期婦女（可能影響胎兒或嬰兒的營養供應）。
4. 膽囊切除者（脂肪消化能力可能受影響）。
5. 酮酸中毒風險高的人（如某些代謝疾病患者）。
6. 有飲食失調病史者（如暴食症、厭食症，可能加重飲食問題）。

7. 極端高強度運動員（可能需要更高的碳水攝取來支持運動表現）。

常見副作用

生酮飲食（Keto diet）是一種高脂肪、低碳水化合物的飲食方式，旨在使身體進入一種稱為「酮症」（ketosis）的狀態，這樣身體會燃燒脂肪作為主要能量來源。然而，這種飲食方式可能會帶來一些副作用，特別是對於長期或不當實施的情況。以下是一些常見的副作用：

1. 酮流感（Keto flu）：

在開始生酮飲食的初期，許多人會經歷一組症狀，通常被稱為「酮流感」，這些症狀包括頭痛、疲勞、噁心、失眠、肌肉痠痛等。這些反應通常是因為身體從燃燒碳水化合物轉為燃燒脂肪所帶來的過渡。

2. 便秘：

生酮飲食中低纖維的食物攝取量較少，這可能會導致便秘。適量增加富含纖維的蔬菜、堅果和種子可以幫助緩解這個問題。

3. 電解質失衡：

由於生酮飲食會促使身體排除更多的水分，這可能導致鉀、鈉、鎂等電解質的流失。缺乏這些電解質可能引起肌肉抽筋、心悸等症狀。

4. 營養不均衡：

若未注意飲食均衡，生酮飲食可能導致某些營養素（如維他命C、鉀、纖維等）的缺乏，長期下來可能會對健康產生不良影響。

5. 增加膽固醇濃度：

對某些人來說，生酮飲食中高脂肪的攝入可能會導致膽固醇濃度上升，尤其是如果選擇的是飽和脂肪較高的食物。不過，這也因人而異，有些人可能不會受到顯著影響。

6. 肝腎負擔：

因為生酮飲食會增加脂肪代謝，這可能會對肝臟造成一定的負擔。對於已經有肝臟或腎臟問題的人來說，這樣的飲食可能會加重病情。

7. 骨密度降低：

長期進行生酮飲食可能會影響骨密度，這是因為生酮飲食中的高脂肪和低碳水化合物可能會降低鈣和其他微量元素的吸收，進而影響骨骼健康。

生酮飲食對不同人群的影響因人而異。在嘗試這種飲食方式之前，最好先諮詢營養師或醫師的建議，特別是如果你有既往的健康問題或對某些食物有過敏的情況。

酮症（Ketosis）對骨骼、神經和肌肉的影響因人而異，且其影響通常與生酮飲食的實施方式（例如飲食中的營養成分）以及個體的健康狀況有關。以下是酮症對這些系統更詳細的可能影響：

1. 骨骼健康

酮症對骨骼健康的影響仍在研究中，但一些研究表明長期處於酮症狀態可能對骨骼健康產生一定的影響。

- 骨密度降低的風險：一些研究發現，長期執行生酮飲食可能會導致骨密度下降，這是因為低碳水化合物飲食可能會影響鈣和其他微量元素的吸收，這些元素對骨骼健康至關重要。低碳水飲食可能會導致體內酸性環境，進而促使骨骼中的鈣流失。
- 酸鹼平衡：生酮飲食可能會使體內的酸鹼平衡變得偏向酸性。長期的酸性環境可能促使骨骼中的鈣等礦物質釋放，進一步可能增加骨折的風險。
- 補充鈣質與維生素D：為了抵消這些影響，有些人在進行生酮飲食時需要特別注意攝取足夠的鈣、維生素D等對骨骼健康有益的營養素。

2. 神經系統

酮症對神經系統有一定的正面影響，尤其是對大腦的能量供應。當處於酮症狀態時，大腦主要依賴酮體（而非葡萄糖）來提供能量。

- 改善精神集中度與認知功能：許多人報告在進入酮症後，精神集中度提高，認知功能變得更加清晰。酮體是一種高效的能量來源，並且有些研究指出，這可能有助於改善長期的精神和認知健康。
- 抗癲癇作用：生酮飲食最早被用於治療癲癇，特別是對那些對藥物治療無效的患者。酮體被認為有助於穩定神經元的活動，減少癲癇發作的頻率和強度。
- 情緒與焦慮：有些人可能會發現，經過一段時間後，酮症狀態對情緒穩定和焦慮有一定的改善，這與穩定的能量供應有關。然而，這種效果對每個人來說可能會有所不同。

3. 肌肉健康

酮症對肌肉的影響比較複雜，取決於飲食的組成、鍛煉的方式和個人的生理狀況。

- 蛋白質的保存：與傳統的高碳水化合物飲食相比，生酮飲食可能對肌肉蛋白的保護有所不同。在酮症中，身體依賴脂肪作為主要能源，這有助於減少肌肉分解的風險。這意味著，在合理攝取足夠蛋白質的情況下，肌肉損失的風險較低。

- 減少肌肉糖原儲備：在生酮飲食中，由於碳水化合物的攝入大大減少，肌肉中的糖原儲備也會相應減少。糖原是肌肉運動的重要能量來源，尤其是高強度運動時。如果長期處於酮症狀態，這可能會影響爆發力和耐力，特別是進行高強度運動時。
- 運動表現的影響：初期進入酮症可能會導致肌肉無力、疲勞等現象，這是因為身體正在從依賴碳水化合物轉向依賴脂肪和酮體。在適應後，一些人可能會恢復正常的運動表現，甚至在耐力型運動中表現更好。然而，對於高強度短時間的運動，酮症可能會對表現造成負面影響。
- 肌肉萎縮的風險：如果蛋白質攝取不足，或長期的生酮飲食未得到適當的營養管理，可能會導致肌肉的流失和萎縮，尤其是在沒有足夠運動或力量訓練的情況下。

生酮飲食是一種有效的低碳水、高脂肪飲食法，適合想減重、改善代謝健康或提升腦部功能的人。但它並非適合所有人，若有特殊疾病或狀況，應與醫師討論後再進行。酮症對骨骼、神經和肌肉的影響是多方面的，且對不同人群的影響可能會有所不同。對於骨骼健康，長期處於酮症可能會導致鈣流失和骨密度下降，神經系統則可能從酮症中獲益，提升精神集中度和穩定情緒。對肌肉的影響則取決於蛋白質攝取量和運動習慣，若未合理調整飲食，可能會對肌肉健康造成不利影響。

如果你打算長期進行生酮飲食，最好在營養師或醫師的指導下進行，並確保飲食均衡，攝取足夠的微量營養素，特別是鈣、維生素D和蛋白質。

什麼是168斷食法？

168斷食法（Intermittent Fasting 16：8）是一種間歇性斷食的飲食方式，指每天有十六小時不進食，僅可飲用水、黑咖啡或無糖茶，剩下八小時內可進食。這種方法不強調吃什麼，而是著重於「何時進食」。

基本原理：

1. 減少進食時間→降低總熱量攝取，有助於體重控制。
2. 延長空腹時間→讓胰島素濃度下降，促進脂肪燃燒。
3. 提升自噬作用→透過細胞自噬（Autophagy）來清除受損細胞，可能有助於延緩老化和降低疾病風險。

168斷食法的實施方式

1. 常見的進食時間安排：

- 中午十二點～晚上八點進食，晚上八點～隔天中午十二點斷食（最常見）。
- 上午十點～下午六點進食，下午六點～隔天上午十點斷食。
- 下午兩點～晚上十點進食，晚上十點～隔天下午兩點斷食（適合夜貓子）。

2. 進食期內的建議：

- 優質飲食：選擇富含蛋白質、健康脂肪和纖維的食物，以提高飽足感並穩定血糖。
- 避免暴飲暴食：不要在八小時內攝取過多不健康食物，如精緻碳水、加工食品、含糖飲料等，否則可能抵消斷食的好處。

3. 斷食期間可攝取的飲品：

- 水
- 黑咖啡（無糖、無奶）
- 無糖茶（如綠茶、紅茶）
- 氣泡水或蘇打水（無糖）

168斷食法的好處

1. 幫助減重

- 減少熱量攝取：縮短進食時間，自然降低總熱量攝取。
- 促進脂肪燃燒：空腹時，胰島素下降，身體開始分解脂肪作為能量。

2. 改善胰島素敏感度，穩定血糖

減少血糖波動，降低糖尿病風險，對胰島素阻抗者、糖尿病前期患者有幫助。

3. 增強新陳代謝與細胞修復

啟動自噬（Autophagy），清除受損細胞，可能延緩老化並降低癌症、阿茲海默症等疾病風險。

4. 促進腸胃健康

給腸胃足夠時間休息，可能改善腸道菌群、降低腸胃發炎問題，如脹氣、胃食道逆流（GERD）。

5. 提升專注力與能量

空腹時，大腦啟動「生存模式」，可能增加專注力與警覺性。

適合168斷食法的人

1. 想減重者（透過減少進食時間來降低總熱量攝取）。
2. 第二型糖尿病或胰島素阻抗者（有助於穩定血糖，但需監測）。
3. 希望提升專注力與精神的人（減少血糖波動，提高大腦效率）。
4. 有腸胃不適（如脹氣、胃食道逆流）的人（給腸胃足夠時間休息）。
5. 想改善生活習慣的人（幫助規律進食，避免夜間暴食）。

不適合168斷食法的人（禁忌症）

1. 孕婦或哺乳期婦女（可能影響營養攝取，影響胎兒或嬰兒發育）。
2. 第一型糖尿病患者（有低血糖風險，需與醫師討論）。
3. 低血糖體質者（如長期感到頭暈、低血糖發作的人）。
4. 有飲食失調病史者（如暴食症、厭食症，可能導致飲食問題惡化）。
5. 消化道疾病患者（如胃潰瘍、胃食道逆流嚴重者，長時間空腹可能加重不適）。
6. 需要高熱量者（如高強度運動員、成長中的青少年、年長者）。

7. 長期壓力過大者（長時間不進食可能會提高皮質醇（壓力荷爾蒙）分泌，影響健康）。

常見副作用與應對方式

1. 飢餓感（初期）

原因：身體習慣了頻繁進食，剛開始斷食可能感到強烈飢餓感。

解決方案：

- 多喝水、無糖茶或黑咖啡來減少飢餓感。
- 增加蛋白質與健康脂肪的攝取，提高飽足感。
- 過幾天身體適應後，飢餓感通常會減輕。

2. 頭暈或疲勞

原因：血糖下降，身體尚未適應脂肪作為能量來源。

解決方案：

- 適量補充電解質（鈉、鉀、鎂），如喝鹽水或骨湯。
- 避免突然減少碳水化合物的攝取，可逐步調整。

3. 便秘

原因：飲食量減少，膳食纖維與水分攝取不足。

解決方案：

- 多吃高纖維食物（蔬菜、堅果、亞麻籽）。
- 確保每天攝取足夠水分（約二～三公升）。

168斷食法是一種簡單易行的間歇性斷食方式，透過調整進食時間來幫助減重、改善血糖穩定性、促進細胞修復等健康效益。適合大多數人，但不適合孕婦、低血

168 斷食 vs. 其他斷食法

斷食類型	斷食時間	進食時間	適合對象
168 斷食法	16 小時	8 小時	大多數人（初學者適用）
186 斷食法	18 小時	6 小時	進階者，有減重需求
204 斷食法	20 小時	4 小時	高強度斷食，適合有經驗者
52 斷食法	2 天低熱量（500-600 卡）	5 天正常飲食	不想每天斷食的人
隔日斷食（ADF）	每隔一天進食	隔天進食或熱量＜500大卡	需要更強烈減重效果者

糖體質者或有飲食失調病史的人。在開始前，建議根據自身體質評估是否適合，並與醫師討論可能的風險。

低碳飲食、生酮飲食、168斷食的差異分析

低碳飲食（Low-Carb Diet）、生酮飲食（Ketogenic Diet）、168斷食（Intermittent Fasting 16：8）都是流行的健康飲食方式，但它們的原理、飲食重點、適合對象、禁忌症及影響都不相同。以下是詳細的比較分析：

哪種飲食方式最適合？

在選擇適合自己的飲食方式時，沒有一種方法是萬能的。每個人的身體、生活方式和健康目標都各不相同。無論是進行168斷食、生酮飲食，還是低碳飲食，每種方式都有其獨特的優勢與挑戰。

那麼，哪一種最適合您呢？根據您的健康目標和生活需求，您可以考慮以下選擇：

- **想減重，但不想改變飲食內容？**→168斷食，通過控制進食時間而非改變食物種

類，輕鬆融入日常生活。

- 想快速減重、並穩定血糖？→生酮飲食，極低碳水讓身體進入生酮狀態，迅速燃燒脂肪，提升專注力與能量。
- 想減重，但仍想吃少量碳水？→低碳飲食，減少碳水攝取，穩定血糖，並同時保持一定的食物選擇自由。

無論選擇哪一種飲食方式，最重要的是根據自己的需求、體質和生活方式來做調整。每個人的身體反應不同，持續聆聽自己身體的信號並做出相應的調整是維持健康的關鍵。此外，均衡的營養攝取或補充，與適度的運動，都是保持身心健康的基石。給自己時間去適應新的飲食方式，也不要忘了享受過程中的每一個小進步！

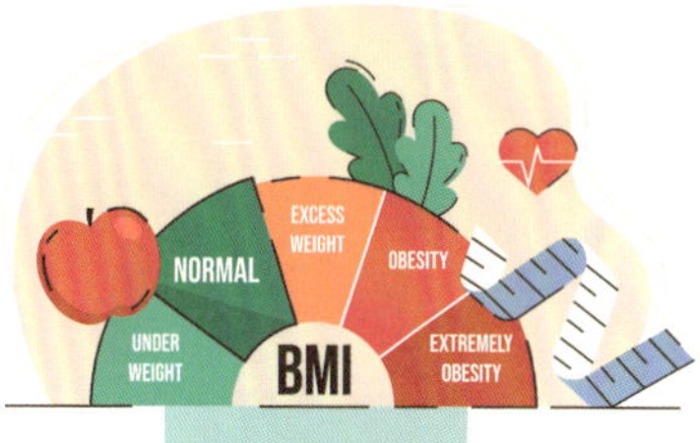

如何藉由運動控制體重？

運動在體重管理中扮演關鍵角色。透過有氧運動、阻力訓練與靈活性訓練等不同運動方式，我們不僅能消耗多餘熱量，還能提高基礎代謝率（BMR）、維持肌肉量，並促進整體健康。特別是當運動成為日常習慣時，更能幫助維持理想體態與長期的體重控制效果。

運動對體重控制的三大影響

1. 消耗熱量（Caloric Expenditure）

所有運動都會提升熱量消耗。以有氧運動（如跑步、游泳）為例，它能顯著提升每日總能量消耗（TDEE）。當能量消耗高於攝取，身體會動用脂肪作為能量來源，達到減脂效果。

2. 提高基礎代謝率（BMR）

阻力訓練能增加肌肉量，而肌肉組織在靜止時的能量消耗遠高於脂肪組織。肌肉越多，即使不動也會燃燒更多熱量，有助長期體重控制。

3. 防止肌肉流失

單靠節食容易造成肌肉流失與代謝下降，適當的運動可維持肌肉與代謝功能，避免「瘦下來卻變虛」的問題。

控制體重的最佳運動類型

1. 有氧運動：燃脂與心肺提升的基礎

推薦項目：

- **超慢跑**（Slow Jogging）：每小時約消耗三五〇～四五〇 kcal，對膝蓋衝擊低，適合初學者與體重過重者。
- **快走**、**游泳**、**跳繩**、**舞蹈**、**高強度間歇訓練**（**HIIT**）：各有優點，可依喜好與體能挑選。

2. 阻力訓練：提高代謝與塑形關鍵

形式包含：

- 重量訓練（槓鈴、機械）
- 自重訓練（橋式、深蹲）
- 核心訓練（棒式、仰臥起坐）

效果：提升肌力與代謝、塑形、預防肌肉流失。

3. 高強度間歇訓練（HIIT）：時間少效果大

- 訓練時間短（十五～三十分鐘）
- 範例組合：波比跳、開合跳、登山者等
- 運動後產生後燃效應（EPOC），提升長時間能量消耗

表 9　超慢跑熱量消耗比較（以 70kg 成人為例）：

運動類型	速度 (km/h)	每小時消耗熱量
超慢跑	4.5–6	350–450 kcal
快走	4–6	250–350 kcal
慢跑	8–10	500–700 kcal
騎自行車	約 20	400–600 kcal
游泳	中等強度	500–700 kcal
跳繩	中等強度	700–900 kcal

4. 靈活性與恢復訓練：提升肌肉柔軟度、降低受傷

推薦練習：

- **瑜伽：**核心與柔軟度
- **皮拉提斯：**動作控制與姿勢改善
- **伸展訓練：**運動前動態伸展、運動後靜態伸展

小提醒：

- 跑步通常燃燒熱量較多，尤其每分鐘效率更高。
- 但走路若時間夠長、坡度高或體重偏重，熱量消耗可能接近甚至超過跑步。
- 跑步強度高但膝蓋負擔也大，不適合關節敏感者。

表 10　建議的運動組合：

運動者程度	有氧運動	阻力訓練	HIIT／靈活性訓練
初學者	超慢跑 3-5 天	自重訓練 2 天	靜態伸展 2 次
中級者	超慢跑 3-4 天	重量＋核心訓練 2-3 天	HIIT 每週 1-2 次＋瑜珈
進階者	慢跑 /HIIT 4-5 天	重訓（槓鈴）2-3 天	皮拉提斯或深層伸展 2 次

表 11　走路 VS. 跑步 10,000 步：哪個消耗更多熱量？

活動類型	約略距離	每公里熱量（70kg 者）	10,000 步熱量估算
慢走	6–7 km	45–55 kcal/km	340–410 kcal
快走	7–7.5 km	60–70 kcal/km	450–525 kcal
慢跑	8–10 km	90–110 kcal/km	675–825 kcal
快跑	10–11 km	110–130 kcal/km	825–975 kcal

表 12　為什麼有時候走路 10,000 步的熱量不輸跑步？

條件	哪種較多消耗熱量
同樣步數	通常跑步多
同樣距離	跑步多
同樣時間	跑步多
體重較重、坡道多	有時走路可能更高

- 「跑走交替」或快走搭配HIIT是不錯的折衷方式。

走路屬低強度、主要燃脂；跑步屬高強度、燃醣為主但代謝率高。若你時間多、關節不耐衝擊，走得久也能達到減脂效果。

結語

體重控制不只是靠「少吃」，更要「動得對」。了解不同運動的燃脂效率與對身體的影響，搭配個人生活型態與體能安排，才能長久而穩定地達到理想體態。無論選擇走路、跑步或其他運動，持續性與適合性才是成功的關鍵。

資料來原：

1. 世界衛生組織（WHO）：Physical Activity Guidelines
2. 美國運動醫學會（ACSM）：Exercise and Weight Management
3. 美國疾病控制與預防中心（CDC）：How Much Physical Activity Do You Need?
4. 哈佛醫學院（Harvard Medical School）：Calories burned in 30 minutes for people of three different weights
5. 美國國家體重控制登記處（NWCR）：Successful weight loss strategies
6. 來源：Hiroaki Tanaka，〈慢跑：減肥，保持健康，享受基於科學的自然跑步的樂趣〉，2017 年。

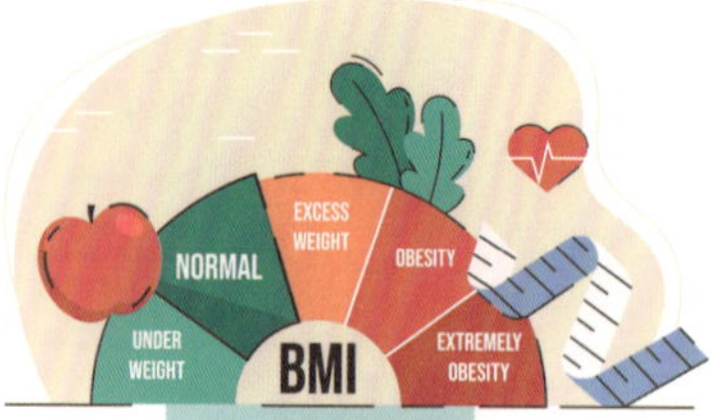

中醫減重法：體質調理與針灸埋線

在中醫的理論中，肥胖不僅僅是體重問題，更是一種陰陽失衡的體現。健康的狀態應該是食慾正常、體能充沛、體重穩定。然而，當身體出現食慾異常、體重難以控制，伴隨疲倦、怕冷等症狀時，通常是陰陽失衡的徵兆。若食慾旺盛、容易飢餓、吃得多卻日漸消瘦，並伴隨口渴多飲等症狀，可能與陰虛有關；若體重持續下降，且伴隨怕熱、容易出汗、疲倦等症狀，則可能與甲狀腺亢進有關，中醫稱為「陽亢」；而若出現食慾下降、體重減輕、胃寒怕冷、倦怠無力、免疫力低下等症狀，則可能是由慢性病引起的陽虛。

中醫的五大肥胖類型及調理方法

中醫認為肥胖有多重原因，將肥胖分為五大類型。每一類型的症狀與病因不同，調理方法也各有差異：

1. 脾虛濕盛型

脾虛濕盛的患者通常與陰虛有關。患者會感到四肢沉重、胃脹食少、疲倦乏力等症狀，並且大便可能會出現稀爛或黏膩的情況。這類問題的根源在於脾胃虛弱，無法正常運化體內的水濕，導致水濕滯留，進而形成肥胖。對此類型的調理方法是健脾祛濕，常用的中藥包括茯苓、白術、陳皮、薏苡仁等。

2. 胃熱炙盛型

胃熱過盛的患者與陽亢有關。會有食慾旺盛、口渴、喜冷飲等症狀，並且可能出現便秘或容易發脾氣的情況。這是因為胃中的熱氣過多，導致食慾亢進，從而攝入過多的熱量，最終導致脂肪堆積。調理此類型肥胖的辦法是清胃瀉火，常用的中藥包括黃連、石膏、竹葉、大黃等。

3. 肝氣鬱結型

肝氣鬱結型的肥胖通常與陰陽失衡密切相關。患者通常伴隨情緒不穩、易怒、胸悶等症狀，並且食慾可能會出現異常，既有暴飲暴食的情況，也可能出現食慾不振。這類型的肥胖與情緒壓力大有關，因為肝氣不舒，氣滯血瘀，會影響代謝。針對這類型的調理方法是疏肝解鬱，常用的中藥包括柴胡、香附、白芍、玫瑰花等。

4. 腎陽虛型

腎陽虛型的肥胖患者與陽虛有關。會出現下半身肥胖、怕冷、腰膝酸軟、浮腫等症狀，並且精神不振，夜尿頻繁。這是由於腎陽不足，導致新陳代謝減慢，水濕滯留在體內，最終形成肥胖。針對這類型的調理方法是溫腎助陽，常用的中藥包括附子、肉桂、杜仲、巴戟天等。

5. 痰濕內阻型

這類型的肥胖患者可能與脾虛或陰虛相關，會有胸悶、痰多、頭重如裹等症狀，並且常常感到嗜睡，且有消化不良的情況。這是由於脾虛所致，導致痰濕阻滯，影響氣血運行和代謝。對此類型的調理方法是化痰祛濕，常用的中藥包括半夏、陳皮、茯苓、澤瀉等。

陰陽平衡的調理原則

中醫認為陰陽的平衡至關重要。治療的基本原則是「寒者熱之，熱者寒之」，即根據不同的體質選擇適合的食材來調節體內的陰陽。對於不同的體質，飲食的選擇也有所不同。例如，陰虛體質應補充滋陰的食材，如枸杞、山藥、蘆薈等；陽亢體質則應補充清熱的食材，如絲瓜、黃瓜等；陽虛體質則應補充溫熱的食材，如羊肉、生薑等。調理陰陽平衡有助於解決肥胖的根本問題。

針灸埋線減重

中醫減重除了透過調整體質的藥方來改善新陳代謝，針灸與埋線治療同樣能發揮顯著的輔助減重效果。針灸減肥是通過刺激特定穴位來調節人體內分泌系統，促進新陳代謝，從而達到減重的目的。穴位埋線是針灸的延伸治療，結合傳統針灸和現代醫學工具，利用可吸收的羊腸線等材料，在特定穴位進行刺激，達到調理氣血、促進新陳代謝的效果。這樣的治療方式不僅能抑制食慾，也能減少熱量攝取。

針灸減重是刺激特定的穴位。可以位於耳部、腹部和四肢等部位，比如神門穴、內關穴和足三里穴等。通過精確的針刺，達到抑制食慾、促進脂肪分解以及平衡內分泌等效果。當刺激耳部的穴位時，能有效減少飢餓感，從而幫助控制食量。這樣，患者能在不過度進食的情況下達到減重的目的。而腹部和四肢的針刺，則有助於促進新陳代謝，加速脂肪的分解，提升能量的消耗。

針灸的另一個顯著優勢在於其對消化功能的改善。透過調節腸胃的氣血運行，可以減少腸胃的負擔，促進消化吸收，避免脂肪堆積。在某些因內分泌失調引起的肥胖中，針灸的調理作用尤為重要，能夠幫助患者恢復內分泌平衡，減少由荷爾蒙不穩定所帶來的體重問題。然而，針灸並非一勞永逸的解決方法，效果通常需要配合健康的飲食和適量的運動來達成最佳效果。並且，這樣的治療必須在專業中醫師的指導下進行，才能確保治療的安全和有效。

與針灸相比，埋線減肥則是更加深入的療法，屬於「內針療法」，醫師會將可吸收的縫合線（如羊腸線）埋入患者的特定穴位，使其長時間刺激經絡，療效可持續二至四週。這種方式能抑制食慾、促進脂肪燃燒，還能改善腸胃蠕動，減少便秘與消化不良等問題，特別適合代謝率低或因內分泌失調導致肥胖的人。

由於埋線的刺激時間比傳統針灸更長，對於局部雕塑，如腹部、腰部、大腿等部位，減脂效可能果更為明顯。此外，埋線減重對現代忙碌人士來說較為便利，因為療效可持續數週，不需頻繁回診。然而，這種療法仍有一定風險，例如局部紅腫、瘀青或輕微感染，且效果因人而異，價格相對針灸高，通常需要多次療程才能達到理想成果。

儘管針灸與埋線皆能輔助減重，仍須搭配健康的飲食與運動習慣，才能達到長久穩定的效果。此外，選擇經驗豐富且具有專業執照的中醫師執行治療，能降低風險與後遺症，確保安全與療效。

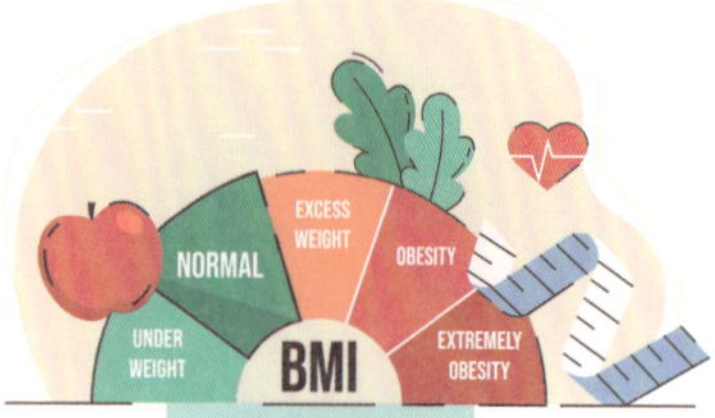

西醫減重法：藥物的輔助與功效

在減重治療中，首要考量的仍是非藥物治療，如飲食控制與規律運動。如果這些方法無法達成理想減重效果，則減重手術仍是目前最有效且持久的治療方式，不僅有助於體重控制，還可改善心血管與腎臟健康，並降低與肥胖相關的癌症風險與死亡率。然而，近年來，減重藥物的發展提供了額外且有效的選擇，特別適用於透過飲食、運動與行為調整後仍難以減重的患者。

以下介紹五種藥物，目前在台灣衛福部核准用於肥胖治療，並具有長期療效證據的藥物為前三種，其中Xenical透過減少脂肪吸收達到減重效果，Saxenda與Contrave則透過影響食慾中樞來幫助體重控制。而後兩種為國外新一代藥物，如Wegovy與Zepbound則展現了更顯著的減重效果，目前尚未在台灣核准用於減重，但可使用於糖尿病病人的血糖控制。

1. Xenical®（羅鮮子，Orlistat）

Xenical是一種口服的胰臟脂肪酶抑制劑，透過抑制腸道對脂肪的吸收來降低熱量攝取，進而達到減重效果。美國食品及藥物管理局（FDA）於一九九九年核准用於肥胖治療，台灣則於二〇〇〇年核准上市。建議每日三次，於用餐時或餐後一小時內服用，並搭配低熱量飲食，以幫助控制血糖、血脂及血壓。

常見副作用包括腹瀉、油脂性糞便（脂肪泄）、腹部絞痛及腸胃排氣增加等，並可能影響脂溶性維生素（A、D、E、K）的吸收，因此建議補充多種維生素。此藥亦有六十毫克劑型，為指示藥，可於藥局購買。然而，考量減重效果未顯著及其可能的副作用，美國腸胃科醫學會最新指引已不建議將Xenical作為第一線減重藥物。

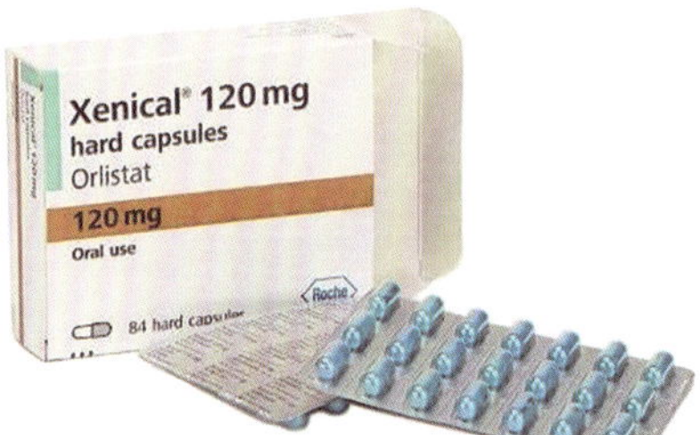

2. Saxenda®（善鮮達，Liraglutide）

Saxenda減肥針由丹麥Novo Nordisk製藥公司研發，並於二〇二〇年通過台灣衛生福利部食品藥物管理署（TFDA）查驗登記審核通過上市。它是一種皮下注射型的Glucagon-like peptide-1（GLP-1）接受體促效劑，能抑制人體下視丘食慾中樞，讓患者能夠更快產生飽足感，減少進食的慾望，還能延緩胃排空，使食物攝取量減少，進而達到減重效果。

Saxenda需要每日皮下注射一次，起始劑量從每天〇．六毫克開始，每週逐步增加〇．六毫克，最高可調整至每天三．〇毫克或患者最大可忍受劑量。使用五十六週後，多數患者的體重平均減輕約九．二%，其中約六十%的人減重超過五%，有三十%的患者減重超過十%。建議使用六個月後，可考慮停藥，並維持瘦下來的飲食量及習慣。

此藥物的常見副作用包括噁心、嘔吐、腹瀉或便秘等，通常可透過飲食內容調整、少量多餐或放慢劑量調整速度等方式來緩解。此外，Saxenda也是少數被核准可用於十二歲以上青少年肥胖症治療的藥物之一，適用對象為BMI相當於成人≧30kg/m²，且體重超過六十公斤的青少年，可作為飲食與運動控制之外的輔助治療。

整體而言，Saxenda在成人與青少年族群中均具有良好的減重效果與安全性，但使用前仍應由醫師評估適用性。

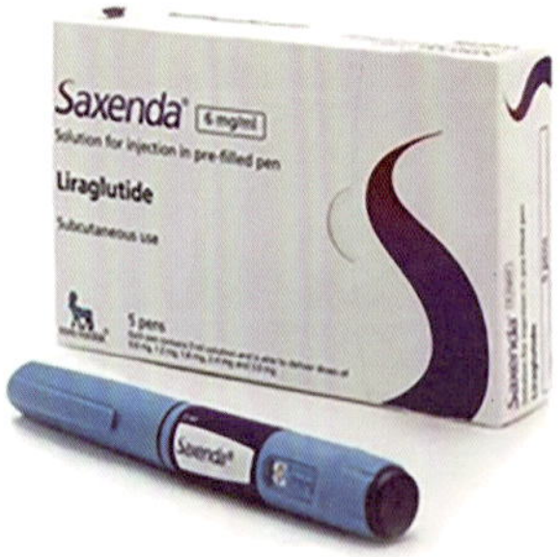

3. Contrave®（康纖芙，Naltrexone/bupropion ER）

美國FDA於二〇一四年核准Naltrexone/Bupropion作為肥胖症治療藥物，台灣則於二〇二二年核准上市。這是一款複方減重藥物，結合了兩種作用機轉不同的成分，幫助患者降低食慾、減少食物渴望，進而達到體重控制的效果。

其中，Naltrexone是一種類鴉片受體拮抗劑，除了可用於治療鴉片類藥物與酒精成癮，也能抑制食慾、減少食物渴望；Bupropion則是一種正腎上腺素與多巴胺促進劑，除了具有抗憂鬱與戒菸的效果，還能降低食慾並提高活動量，對減重有輔助效果。

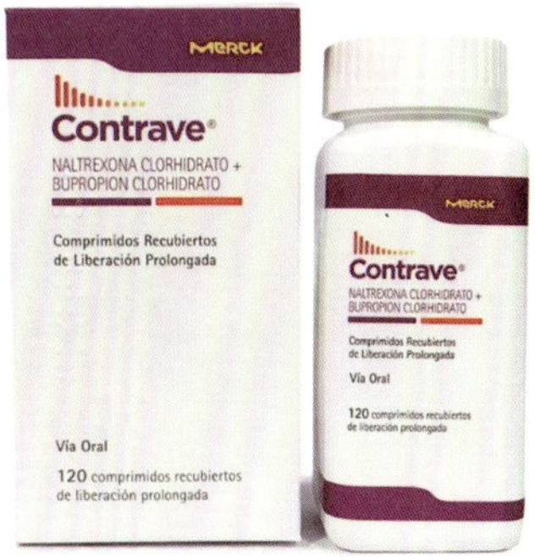

適合使用此藥物的族群，通常是BM≧27，且合併第二型糖尿病、高血壓或高血脂的患者。治療初期，建議每日從Naltrexone 8mg/ Bupropion 90mg開始服用，之後每週逐漸增加劑量，最終達到Naltrexone 32mg/ Bupropion 360mg的標準治療劑量。經過五十六週後體重平均下降六％，其中四十八％的人減重超過五％。

這款藥物常見的副作用為噁心、嘔吐、便秘、頭痛、失眠與口乾等，通常會在開始治療四週內可逐漸緩解。此外，部分患者可能有時出現其他腦神經抑制的副作用，因此在使用時，應由醫師評估適用性，並注意可能的不適反應。

4. Wegovy®（週纖達，Semaglutide）、Ozempic®（胰妥讚）

近年來，Wegovy與Ozempic成為全美國討論度最高的減重藥物，除了獲得醫學界的關注，也在名人與影視圈引起風潮。這兩款藥物均由丹麥藥廠諾和諾德（Novo Nordisk）研發，主要成分為Semaglutide，但適應症略有不同，Wegovy針對體重過重或肥胖症，而Ozempic則用於治療第二型糖尿病。Semaglutide是一種皮下注射型的GLP-1接受體促效劑，其優點為每週注射一次，起始劑量為〇．二五毫克開始，每個月調增劑量，最高可至二．四毫克或最大耐受劑量。臨床試驗六十八週後體重平均下降十四．九%，五十%的個案減輕體重超過十五%，六十九%的個案體重減輕超過十%以及八十六%的個案

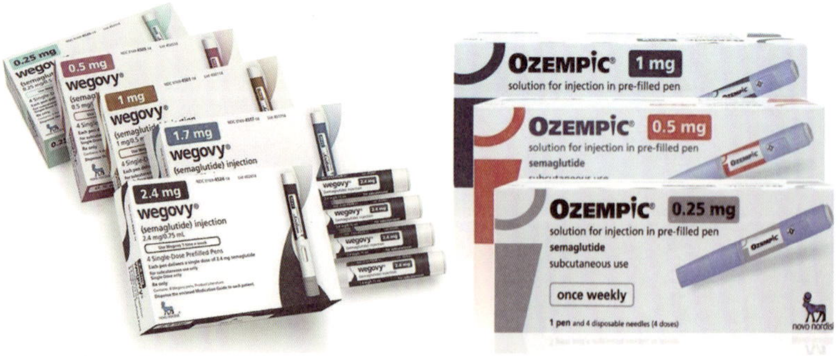

減重超過五%。此外，臨床試驗證實，長期使用semaglutide將近四十個月以後，因為心血管因素而死亡的機率降低了約二十%。Wegovy已於二〇二一年獲得美國FDA核准用於肥胖症治療，但台灣目前則核准Ozempic為糖尿病使用，尚未通過給非糖尿病的患者做減肥用。

常見的副作用包括噁心、嘔吐、腹瀉、便秘等，症狀通常會隨著時間逐漸緩解。此外，該藥物不建議用於有胰臟炎病史或甲狀腺髓質癌家族史的患者。

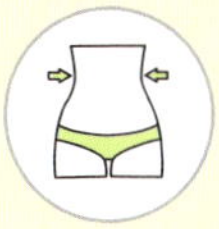

參考資料：

1. https://www.thebiologist.org/blog/240217-glp-1-weight-loss-wegovy-diabetes-ozempic
2. https://www.nejm.org/doi/full/10.1056/NEJMoa2032183

5. Zepbound®（猛健樂，Tirzepatide）、Mounjaro®（替爾泊肽，Tirzepatide）

Tirzepatide是一種雙重腸泌素促效劑，能同時活化GLP-1以及葡萄糖依賴性促胰島素肽（glucose-dependent insulinotropic polypeptide, GIP）兩種受體，且美國FDA已於二〇二三年十一月核准Tirzepatide作為肥胖症的治療藥物。

此藥物由禮來藥廠（Eli Lilly）研發，並經美國食品及藥物管理局（FDA）核准。其中，Mounjaro®用於治療第二型糖尿病；而減重藥物則以Zepbound®為商品名。

使用建議是從每週一次二．五毫克開始，使用四週後可再增加到每週一次五毫克。根據患者的需求與反應，可以適當調整劑量。如果每週一次五毫克的效果不足，則可以在每四週後增加二．五毫克，但最大劑量不得超過每週一次十五毫克。此藥物的副作用同樣為噁心等腸胃道副作用。

近年來，減重藥物的臨床效果令人矚目，但使用時仍需考量個人健康狀況與適應性。在醫師的專業評估下，搭配均衡飲食、規律運動與生活習慣調整，並在醫師的評估下選擇最適合自己的治療方案，才能確保減重更安全且長久維持。

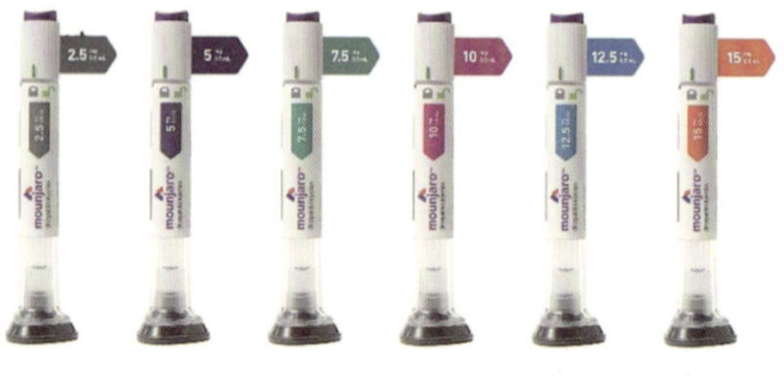

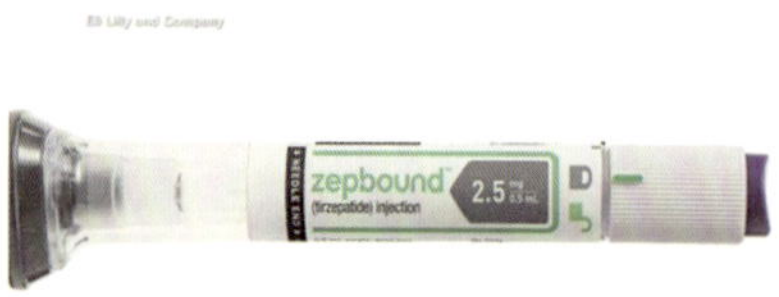

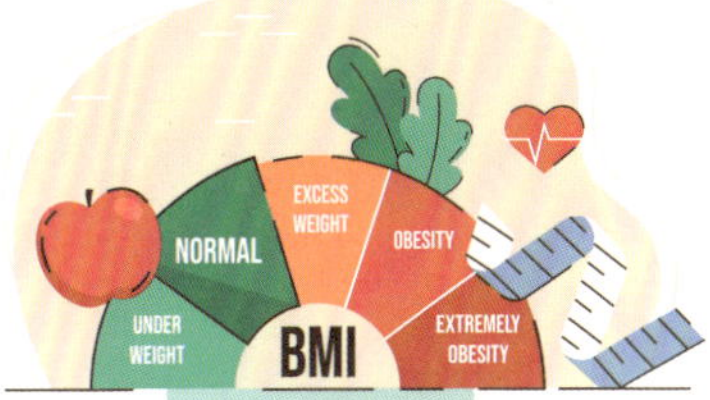

減重手術：需醫師評估及長期自我管理

當傳統的飲食控制和運動無法有效達成減重目標，或肥胖已嚴重影響健康時，減重手術（Bariatric Surgery）便成為許多肥胖患者的選擇。這類手術通常適用於 BMI ≧ 40 或 BMI ≧ 35 並合併有肥胖相關疾病（如糖尿病、高血壓、睡眠呼吸中止症等）的患者。

主要的減重手術類型

1. 胃縮小手術（袖狀胃切除術，Sleeve Gastrectomy）

在這項手術中，醫師會移除約七十五%至八十%的胃，使其轉變為細長的「袖狀」管狀結構，這樣的改變不僅能有效限制食物攝取量，還能減少熱量吸收，並降低飢餓激素「胃泌素（Ghrelin）」的分泌，進一步減少食慾。

袖狀胃切除術適用於BMI≧35並伴有肥胖相關疾病，或BMI≧40的患者。在手術後一年，患者通常能減少五十％至六十％的過重體重，且手術過程相對簡單，風險較低。然而，需要注意的是，胃一旦被切除便無法恢復，且術後可能會出現維生素B_{12}、鐵等營養素缺乏的問題，因此需長期補充這兩種營養素以維持健康。

2. 胃繞道手術（Roux-en-Y Gastric Bypass, RYGB）

胃繞道手術主要透過改變消化道結構來幫助患者減少體重。手術過程中，醫師會將胃分為一個小胃囊（約三十～五十毫升），並直接與小腸連接，使食物繞過大部分胃與部分小腸，藉此限制食物攝取量，減少熱量吸收，同時改變腸道荷爾蒙的分泌，降低食慾並改善血糖控制。BMI≧40或伴隨糖尿病、高血壓等患者，較適合此手術。

患者在術後一年內，通常可以減少六十～七十％的過重體重，特別是對於罹患頑固型第二型糖尿病的患者，有助於改善病情，甚至達到緩解的效果。然而，胃繞道手術相對複雜，罹患併發症的風險較高，術後可能發生較嚴重的營養素缺乏問題。此外，部分患者在進食高糖食物後會可能會出現噁心、低血糖、心悸等症狀，增加術後適應的難度。因此，手術須經醫師詳細評估，以確保適合患者的健康狀況與需求。

3. 胃內水球（Intragastric Balloon, IGB）：非手術的短期減重方案

胃內水球（IGB）是一種非手術性的減重方式，醫師透過內視鏡技術將矽膠水球放入胃內，再注入三〇〇～七〇〇毫升的生理食鹽水，使其膨脹並占據部分胃部空間，讓患者更容易產生飽足感，進而減少食物攝取量。

這項治療的最大優勢在於無需手術介入，胃內水球可由胃腸科醫師使用內視鏡簡單置入與取出，對於BMI 三十～四十之間、且希望短期減重的患者，是相對安全的選擇，此治療一般使用靜脈舒眠麻醉，病人不會痛。一般而言，水球在六個月內可以幫助患者減少十～十五%的體重。然而，水球最多僅能放置六至十二個月就需要更換或取出，並不適合需要長期體重控制的患者。此外，部分患者可能會經歷噁心、胃痛，甚至胃潰瘍等不適，這些副作用在治療初期較為常見，通常隨時間可能會有所緩解。因此，在選擇此療法前，仍需經醫師評估，以確保安全性與適用性。

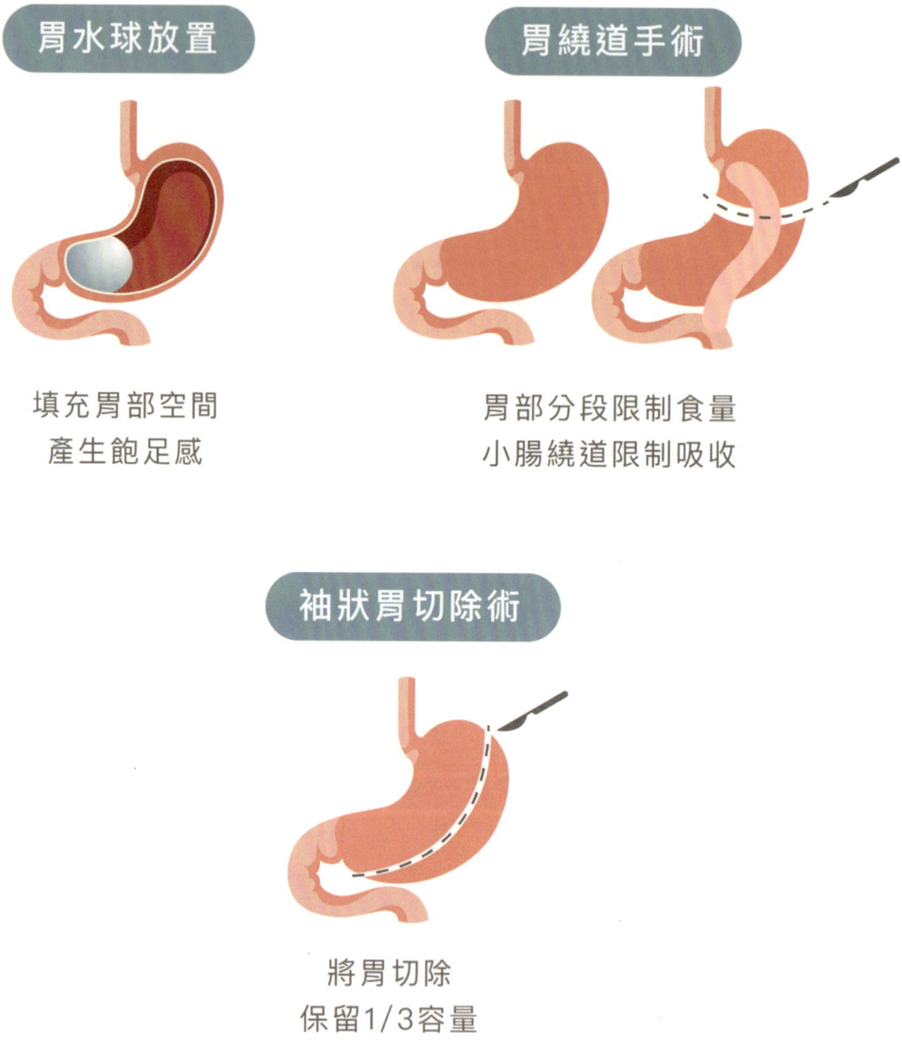

圖 12

三種主要手術類型

減重手術的適應症（美國國立衛生研究院 NIH 指南）

當飲食控制、運動計畫及藥物治療都無法有效達成減重目標時，減重手術成為許多患者的重要選項。然而，並非所有人都適合手術，根據美國國立衛生研究院（NIH）和美國代謝與減重外科學會（ASMBS）的指引，僅特定族群適合接受這類治療。

- **BMI ≧ 40 的患者，即使無其他疾病，也可考慮手術。**
- **BMI 35 ～ 39.9 並合併肥胖相關疾病者**（如糖尿病、高血壓、睡眠呼吸中止症），**手術可能帶來顯著健康改善。**
- **BMI 30 ～ 34.9，若患有糖尿病或代謝症候群且控制不佳者，經醫師評估後，可選擇特定手術**（**如：袖狀胃切除或胃繞道手術**）**以改善病情。**

然而，並非所有肥胖者都適合接受手術。孕婦因手術可能影響胎兒發育，通常不會列入考量。患有嚴重心理疾病且無法理解或遵循術後照護計畫者，也不適合作為手術對象。此外，若患者無法調整飲食習慣或改變生活方式，即便接受手術，減重效果也可能受限，甚至帶來額外風險。因此，手術前須由醫師進行全面評估，以確保安全性與長期效果。

手術後的體重管理

減重手術只是輔助工具，術後仍需配合長期的飲食控制與運動，才能維持健康的體重。建議採取高蛋白、低碳水化合物的飲食，避免碳酸飲料和酒精，定期補充維生素與礦物質，並維持規律的運動習慣。唯有結合良好的生活習慣與持續性的自我管理，才能確保手術帶來的減重成果得以長久維持，實現更健康的生活。

資料來源：

1. 美國國家衛生研究院（NIH）：Bariatric Surgery Guidelines
2. 美國代謝與減重外科學會（ASMBS）：Bariatric Surgery Procedures
3. 美國疾病控制與預防中心（CDC）：Adult Obesity Treatment
4. 世界肥胖聯盟（World Obesity Federation）：Obesity Surgery and Weight Management
5. 台灣肥胖醫學會：減重手術介紹

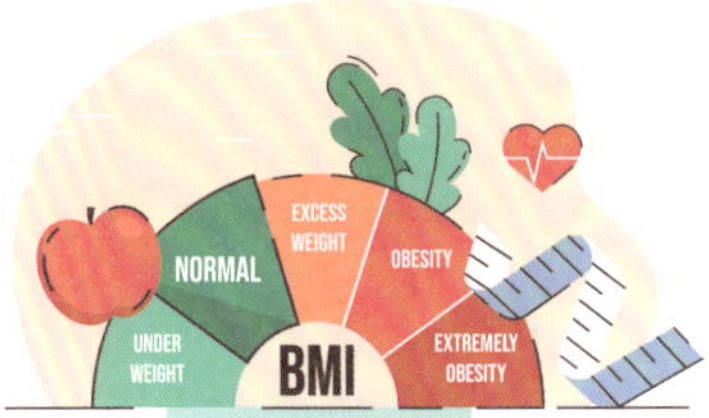

抽脂手術：針對局部脂肪過多

抽脂手術（Liposuction）是一種常見的美容手術，旨在通過去除體內過多的脂肪來塑造身體輪廓，通常用於解決局部脂肪堆積及雕塑身型的問題。與減重手術不同，抽脂手術不適合用來治療肥胖或體重過重，因為它並不改變整體體重，更多是針對某些部位的脂肪過多情況；一次抽脂手術建議不超過5,000 c.c（約五〇〇〇公克），否則會增加手術後遺症的風險。

抽脂手術的原理、技術

抽脂手術通常使用專門的設備將多餘的脂肪抽出，主要用於去除難以減少的局部脂肪，如腹部、大腿內側、腰臀部、手臂內側、下巴等部位。常見的技術包括：

1. 傳統抽脂法（Liposuction）

這是最常見的一種抽脂方法，通過注射一種含有局部麻醉劑（Xylocaine）和血管收縮劑（Epinephrine）的液體（Tumescent Solution），使脂肪區域變得更加容易抽吸，並減少術後的出血、腫脹及術後疼痛。

2. 動力輔助抽脂（Power-Assisted Liposuction, PAL）

這是一種將手術吸管連接到振動機械裝置上的技術，這樣有助於提高抽脂手術的容易度，並能夠更加快速地吸取脂肪。

3. 雷射輔助抽脂（Laser Assisted Liposuction, LAL）

利用雷射技術加熱並破壞脂肪細胞，然後將它們

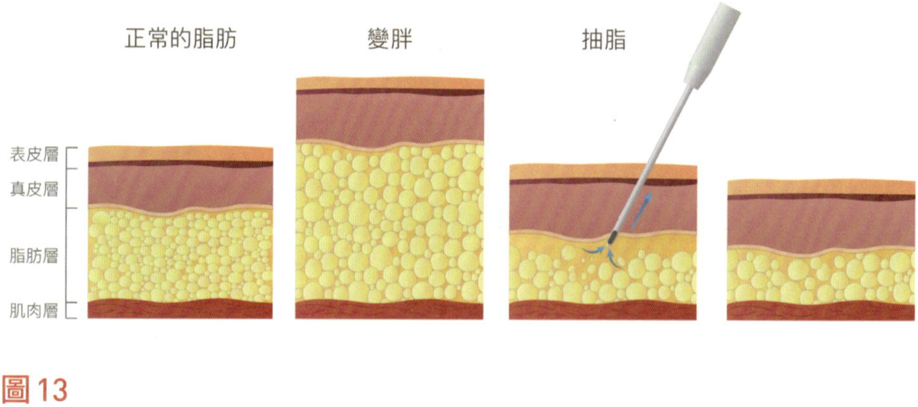

圖13

抽脂手術

抽出。這樣可以在過程中收縮皮膚，有助於達到更緊致的效果，但容易產生熱能、皮膚燙傷、組織液增加。

4. 水動力輔助抽脂（Water-assisted Liposuction, WAL）

水動力輔助抽脂使用一種特殊的水霧技術，通過高壓水流分解脂肪細胞，使得脂肪容易被吸出。這種技術的優點是對周圍組織損傷較小，並且手術後疼痛感較少和恢復時間較短。這種方式比較適合處理大面積脂肪堆積。

5. 超音波輔助抽脂（Ultrasound-Assisted Liposuction, UAL）

使用超音波能量將脂肪細胞乳糜化，使其更易於抽吸，並且通常對較堅硬的脂肪區域效果更好，手術時間較長，每 10 × 5 公分的區域，需先用超音波探頭處理五～八分鐘，再用抽吸管吸取脂肪，出血、瘀青較少。其中較有名的是威塑抽脂（Vaser Liposuction）：使用 25,000 HZ 的超音波技術，來有效地溶解脂肪，即所謂的乳糜化，再通過吸脂管進行抽取。這種技術能夠精確地分離脂肪，並對周圍組織的損傷較少，術後腫脹和瘀傷較輕。它尤其適合用於塑型，特別是對於細節要求高的部位，如下巴、背部或腹部六塊肌雕塑等。

手術風險與術後恢復

風險與注意事項：

- 術後恢復期：術後會有腫脹、瘀血，恢復期通常為幾週到幾個月不等。
- 大量抽脂的可能併發症：如術中低體溫、低血壓、心律不整、脂肪栓塞（脂肪細胞跑入破裂的靜脈）、肺栓塞、麻醉藥過量、電解質不平衡、出血、瘀青、皮膚不平整、感染、神經損傷、傷口癒合不良等。
- 抽脂是醫美外科手術中後遺症最多的手術，因為大量注射Tumescent麻醉膨脹液，及大面積消毒皮膚，體溫會下降，手術中溫度較低、手術時間較長，在體溫下降的情況下，有時會影響心臟跳動而心律不整。
- 抽脂可能會出血，抽吸管需要直往直來，不可橫掃，若橫掃可能造成穿通枝血管斷裂而出血，且止血不易，若抽吸管不平均移動，則會造成皮膚凹凸不平。出血後會疼痛。

術後護理與恢復期：

- 冰敷：前一週盡量冰敷，一次十五分鐘，每天五～六次，以減少瘀血及淋巴液的產生。
- 穿著塑身衣：手術後需穿塑身衣四～六週，以幫助皮膚回縮並減少腫脹。
- 控制體重與飲食：可補充高蛋白的食物，避免高熱量食物，以防脂肪細胞再次變胖。
- 術後適度活動：輕度活動可促進血液循環，但需避免劇烈運動。
- 按時回診：確保術後恢復狀況良好，並監測是否有併發症發生。

雖然抽脂能顯著改善身體外觀曲線，但如果患者的飲食和生活習慣不改變，脂肪細胞雖減少，但仍可能會重新變胖。

什麼人適合做抽脂手術？

抽脂手術並不適合所有人，它主要用於改善局部脂肪堆積，並非用來減輕整體體重。適合抽脂手術的人通常具備以下條件：

1. 局部脂肪堆積：

這些人通常有一些特定部位的脂肪過多，脂肪厚度超過2公分，無論透過飲食、運動還是其他方法，這些脂肪很難消除。常見的部位包括腹部、大腿內側、臀部、手臂、下巴等。

2. 體重穩定：

抽脂手術適合那些體重已經穩定一段時間的人，通常最好是在體重變化不大、身體處於健康範圍的人進行。這是因為抽脂手術不是一種減肥手段，它並不能有效控制整體體重，只是針對某些局部部位進行脂肪移除，雕塑有吸引力的身體曲線。

3. 健康狀況良好：

進行抽脂手術的患者需要具備良好的整體健康狀況，沒有嚴重的心血管疾病、糖尿病或其他影響手術風險的健康問題。此外，沒有凝血問題或免疫系統問題的人，更適合進行此類手術。

4. 皮膚彈性良好：

雖然抽脂手術能去除脂肪，但如果皮膚彈性差例如：有腹部妊娠紋，可能會導致術後皮膚鬆弛，建議改用腹部拉皮手術。皮膚能夠迅速收緊的患者效果會更好，因此皮膚的彈性對手術結果有重要影響。

5. 有清晰的期望：

理解抽脂手術的效果是局部的，而不是全身性的減肥或減重方法。適合那些有明確期望、希望改善特定身體曲線或形象外觀的人。

6. 年齡適當：

通常，十八歲以上且身體發育完全的成年人可以考慮進行抽脂手術。年齡大於七十歲的人，皮膚和身體恢復的能力可能較差，需與專業的整形外科醫師討論。

7. 精神健康穩定：

進行抽脂手術的人應該有健康的心理狀態，對手術結果有合理的期望，並且對術後恢復過程有足夠的心理準備。

不適合抽脂手術的人：

1. 體重過重或肥胖：對於體重過重或肥胖的人，抽脂手術並不適合作為減重或減肥的手段。這些人應該首先嘗試通過飲食和運動控制體重，或者藥物治療，只有在其他方法無效的情況下才考慮手術。

2. 存在健康問題：如果有嚴重的心臟病、糖尿病、免疫系統問題或凝血障礙等健康狀況，應避免進行抽脂手術。

3. 皮膚問題：如果皮膚彈性差或有嚴重的皮膚鬆弛、疤痕等問題，抽脂手術的效果可能不如預期。

適合進行抽脂手術的部位通常包括：

- 腹部：這是最常見的抽脂部位，尤其是腹部脂肪堆積較多的地方。也可以改善腰圍和腹部線條。
- 大腿：特別是大腿內側和外側，這些地方脂肪較難減掉，抽脂能夠塑造更美觀的腿型。
- 臀部：特別是下臀部，脂肪堆積也可以通過抽脂來塑形，達到更均衡的身體曲線。
- 腰部與側腹部：這些部位常常容易堆積脂肪，抽脂可以改善腰身曲線。
- 膝蓋內側：膝蓋內側周圍的脂肪有時會讓腿部看起來不夠修長，抽脂可以改善此區域的外觀。

- 上臂：特別是上臂內側的脂肪，抽脂可以改善上臂的線條，使上臂顯得更加纖細。
- 雙下巴：下巴周圍的脂肪常會讓臉部輪廓顯得圓潤，抽脂可以達到更加立體的面部輪廓。
- 背部：背部兩側、上背部或下背部的脂肪，這些區域也是多餘脂肪會積聚的地方，有時穿內衣會更明顯。

抽脂手術需在全身麻醉下進行，主要用於雕塑身形，而非作為減重的治療方法。如果想要達到長期的體重控制效果，通常需要配合飲食調整和運動。無論選擇哪種抽脂方式，都應該尋求經驗豐富的整形外科醫師的建議和治療，加上合格的麻醉科醫師麻醉，主動避免可能的後遺症，確保手術的安全性和效果。

智慧機器人輔助抽脂平台：科技融合醫療，安全重塑優美體型

抽脂手術的挑戰

抽脂手術的風險以及併發症的嚴重程度與患者的體重、慢性疾病（如高血壓、心臟病、凝血功能異常）息息相關，同時也高度依賴外科及麻醉科醫師的專業能力與經驗。抽脂手術通常需耗費外科醫師大量的體力與專注力，長時間重複前後滑動的操作，容易導致抽脂器械在脂肪層內不慎橫掃，進而傷及血管穿通枝（perforators），導致大量出血與血腫，止血困難。若脂肪細胞誤入血管系統，更可能造成脂肪栓塞或肺栓塞，對生命安全構成威脅。

當抽脂量超過3000～5000cc，所注入的局部麻醉止血（Tumescent solution）隨之增加，配合大量皮膚消毒與冷氣環境暴露，病人更容易發生低體溫與低血壓。手術時間拉長也使醫師操作效率下降，甚至出現抽脂不均，造成術後皮膚凹凸不平，影響美觀與結果穩定性。

參考資料：

1. Hoyos, A., & Prendergast, P. M. (2024). High-definition liposuction: a new era of body contouring. Aesthetic Plastic Surgery, 48(3), 211-225
2. Illouz, Y. G., & Sterodimas, A. (2023). Advances in Liposuction: New Techniques and Technologies. Aesthetic Surgery Journal, 43(2), 123-135.
3. Klein, J. A. (2024). The Evolution of Liposuction: Past, Present, and Future. Plastic and Reconstructive Surgery, 150(1), 101-115.
4. Sterodimas, A., et al. (2025). AI-Guided Laser Liposuction: Enhancing Precision and Safety. Journal of Cosmetic and Laser Therapy, 28(3), 123-138.
5. 台灣整形外科醫學會（2024）。《最新抽脂手術與體態雕塑技術》。台北：台灣整形外科學會。
6. 王柏均、陳建安（2024）。《超音波與雷射抽脂技術的臨床應用》。台灣美容醫學期刊，40（2），88-105。

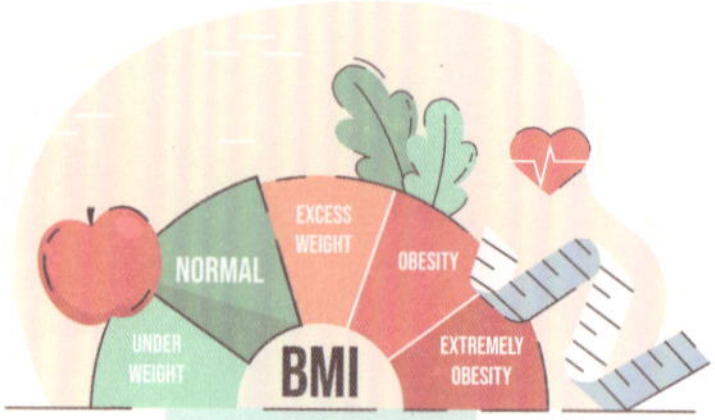

填充脂肪：將脂肪填補到需要的位置

哪些人會需要填充脂肪呢？

臉部看起來無精打采、老態，對自身乳房、臀部形狀大小不夠滿意、乳房重建後不完美，都能夠用脂肪填充改善曲線、形象、外觀，使身心靈都能夠達到改善，恢復自信和美麗，脂肪填充正確的名稱為游離脂肪移植（Free Fat Graft），但不包括血管的重接。

脂肪離心及脂肪游離片的機制

脂肪離心機制主要是指在脂肪移植過程中，利用離心技術來分離和純化脂肪，以提高移植成功率與存活率。這個過程通常包含以下幾個步驟：

1. 脂肪抽取（Liposuction）

使用負壓吸引技術（如水動力吸脂、傳統負壓吸脂、超音波抽脂）從腹部、大腿、臀部等部位抽取多餘的脂肪。

2. 脂肪離心（Centrifugation）——離心關鍵步驟

抽出的脂肪內含有血液、滲透液、油滴、細胞碎片等雜質，影響脂肪存活率。因此，使用離心技術來分層純化脂肪。離心分層原理透過低速旋轉（約1500～3000rpm左右，一～五分鐘），脂肪組織會根據密度不同分層：

上層：油脂（Dead Fat）→來自破裂脂肪細胞，須去除。

中層：純淨脂肪（Viable Fat）→最適合移植的活性脂肪，尤其是最下端接近下層處，具有最多且大量的活性脂肪幹細胞及血管生長因子。

下層：血液與滲透液（Infiltrate）→含血塊及多餘水分，須去除。

3. 脂肪活化與富集（Enhancement）（部分技術）

為了提升存活率，有些技術會在純化後的脂肪中加入：

PRP（富含血小板血漿）→提高修復能力

基質血管分餾物（Stromal Vascular Fraction, SVF），可能富含脂肪幹細胞→可能增加脂肪細胞的活性與存活率。

4. 脂肪移植（Fat Grafting）

利用1 c.c.鈍針頭少量多點多平面注射游離脂肪，讓脂肪細胞能夠獲取足夠的血供，提高存活率，避免脂肪壞死或鈣化。

脂肪離心的優勢與影響提高脂肪純度：減少血液與雜質影響，提高移植效果。

降低併發症：避免脂肪壞死、硬塊囊腫、感染。

提升脂肪存活率：保留完整脂肪細胞，但如果離心速度過高，可能會破壞脂肪細胞，導致存活率下降。

脂肪游離片的產生機制

游離脂肪碎片（Fat Graft Fragment）是一種自體脂肪移植過程中的產物，通常指的是在脂肪抽取、離心或純化過程中，因外力作用而破裂的脂肪細胞碎片。這些游離脂肪碎片可能會影響脂肪移植的效果，甚至導致併發症。

游離脂肪碎片的產生過程可分為幾個階段。首先，在脂肪抽吸過程中，若負壓吸脂時壓力過大，或使用過粗的吸脂針頭，可能會導致脂肪細胞受傷或破裂，這種情況在傳統負壓吸脂技術中尤為常見。接下來，在脂肪離心過程中，為了純化脂肪，醫師通常會使用離心技術來分離血液、細胞碎片及純淨脂肪。然而，若離心速度過高（超過 3000 rpm）或時間過長，脂肪細胞可能會受到機械應力的影響而破裂，進一步形成游離片。

因此，適當的低速離心（約 1000～2000 rpm）或採用重力沉降法，是減

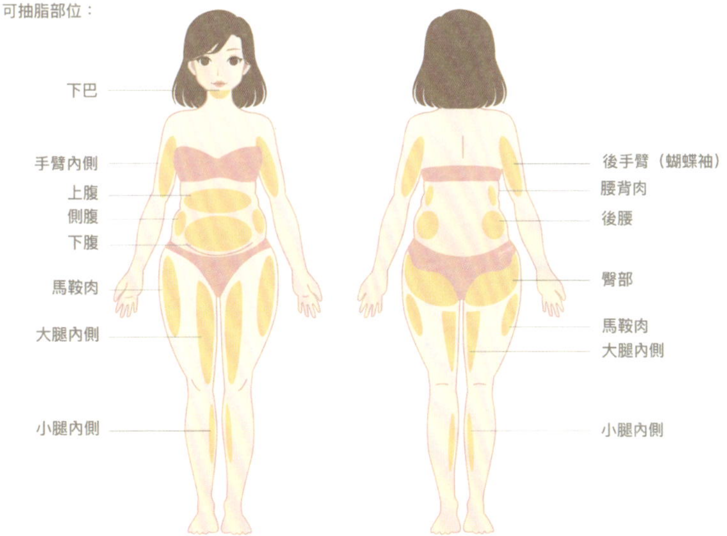

圖 14

女性在某些部位的脂肪較難靠運動瘦下來或雕塑，而抽脂的優點首要就是將難以靠運動減除的脂肪移除，改善為吸引人、有魅力的好曲線。

少脂肪受傷或破裂的重要方式。在脂肪純化與分離階段，破裂的脂肪細胞會釋放細胞內油滴（三酸甘油酯，Triglyceride），這些油滴不僅可能影響脂肪的存活率，還可能導致移植部位的炎症反應或硬塊形成。為了去除這些不要的油脂，醫師通常會使用生理食鹽水沖洗脂肪組織，或透過過濾技術來進一步離心脂肪，確保移植脂肪的品質。同一接受區的脂肪移植太厚，易導致中間脂肪細胞無法存活，因此，為了提高脂肪移植的成功率，最佳的注射方式應採取少量多點多平面注射技術，確保脂肪細胞均勻分布，避免細胞缺乏空間，從而提升移植脂肪的存活率與穩定性。

供應區：腹部、腰部、大腿內側

填充脂肪，也稱注射游離脂肪，注射游離脂肪的存活率有五十～七十％，填充自體脂肪手術是藉由直徑約二～五公厘的不鏽鋼管抽取腹部、腰部及大腿內側脂肪，這些部位是抽脂常見的供應區，尤其腹部為抽脂首選部位，因腹部是身體主要的白色脂肪囤積區，脂肪的儲存量較大，皮下脂肪層較厚，能夠提供足夠的脂肪細胞進行注射。此外，腹部脂肪的質地較為細緻，存活率相對較高，適合用於臉部及乳房的填充，能夠達到較為自然的效果。

由於腹部的脂肪分布較為均勻，結構單純，抽脂的操作相對容易，並且術後恢復期較短，不容易出現嚴重的凹凸不平問題。同時，透過抽取腹部脂肪，還能達到塑形的效果，使腰腹線條更加流暢，實現身形雕塑的目的。

另外，腹部白色脂肪的含水量較低，相較於大腿或其他部位，更容易進行離心，提高脂肪注射的成功率。因此，在進行抽脂補脂手術時，腹部通常是最理想的選擇，既能獲得良好的填充材料，又能兼顧腰腹部體態的美化。

次要抽脂部位為大腿內側和腰部，大腿內側的脂肪質地較為細緻、柔軟，適合用於

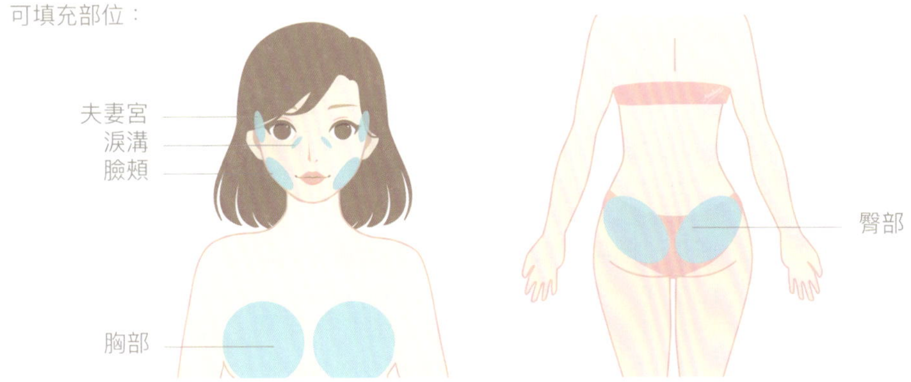

圖 15

注射游離脂肪（填脂）的部位包括胸部、臀部、臉部，優點是自然、身體不會排斥；缺點是脂肪存活率約 50~70%。

精細填充，特別是臉部、乳房或手部填充等需要觸感細膩的部位，抽脂後能改善大腿弧度，使腿部線條更加修長，達到美腿效果。

腰部脂肪主要分布在腹部兩側和下背部，常見於「游泳圈」或「馬甲線區域」，脂肪組織通常較為厚實，且多為皮下脂肪，適合抽取用於填充胸部或臀部等較大範圍的脂肪移植，抽脂後能改善腰線，讓身形更緊緻，有助於塑造S曲線。

接受區：乳房、臉部、臀部

乳房：單側乳房的游離脂肪移植，建議每次最多只能填充一〇〇～一五〇毫升的脂肪，超過一五〇毫升因中間脂肪細胞供應營養的血液循環不好，若營養不夠，脂肪細胞易壞死，乳房填脂需分二～三次進行，至少間隔半年可以再進行一次填補，移植三個月後存活下的脂肪，表示已完全存活，且效果為永久。

臀部：跟自體脂肪填充乳房類似的流程，採用自身大腿、腰腹部等多餘脂肪，將脂肪離心處理與純化後，注射補到臀部凹陷處，修整臀補線條。注射到屁股的脂肪量與注射胸部的脂肪量非常相近，根據每個人凹陷程度會有所不同，單側每次約填補一五〇～二〇〇毫升，打完之後臀部的形狀就會明顯改善。自體脂肪豐臀後讓凹陷的地方有支撐，原先臀下外側下垂線條也會有些微上提效果，術後可達到圓而翹的效果。臀部注射游離脂肪，病人須採側臥或俯臥的姿勢，麻醉較為困難，所以更需要有經驗的外科醫師及麻醉醫師。

臉部：臉頰凹陷、蘋果肌、夫妻宮、淚溝、眼窩凹陷、木偶紋、下巴雕塑；局部雕塑需填補多少量的脂肪須經由醫師評估和雙方討論。

- **優點**：傷口為約〇．一～〇．二公分的針孔般大小，可貼人工皮遮蓋；效果柔軟自然且修復期短、排斥反應低，完全存活下的脂肪效果為永久。
- **缺點**：填補部位於一～三天內會有輕微腫脹感及瘀青，一週內需避免劇烈運動。

少量多次、多點多層次注射脂肪，可以減少術後硬塊、鈣化與感染產生，亦可避免脂肪壞死，即鈣化、囊腫、硬塊、發炎感染造成膿瘍等。

血液循環對於游離脂肪移植存活至關重要。當移植區域血液供應不足時，會導致脂肪細胞壞死，進而引發鈣化。主要原因包括：抽取脂肪時脂肪已受傷、脂肪注射太厚、移植技術不當、接受區的血液循環不好、微組織環境不適合，如：出血、血塊、感染。

過度填充是導致鈣化的另一個重要因素。醫師在同一部位超量注入大量的脂肪，兩邊的脂肪細胞會存活，但中間的脂肪細胞則不容易存活，會造成：脂肪細胞壞死而產生硬塊，失去效果。

可能的後遺症

補脂雖是常見的手術，但仍可能產生一些後遺症，在接受手術之前，應有更全面的了解。其中，根據後遺症的嚴重程度，可分為短期與長期影響。

1. 短期後遺症（術後一個月）

手術後，抽脂與補脂的部位可能會出現腫脹與瘀青，這是由於血管受傷而導致的反應，通常在術後二~四週內會逐漸消退。此外，手術區域也可能出現酸痛感，類似於劇烈運動後的肌肉痠痛，疼痛程度因人而異，但通常在幾天至數週內會緩解；有些人可能會在抽脂區域產生血腫或血清腫，這是因為組織受到創傷，導致血液或組織液在皮下堆積，若積液過多，可能需抽吸引流或置放引流管。

補脂手術本身屬於微創手術，但若傷口照護不當、個人免疫力低下或患有糖尿病則較易感染，術後可能會出現局部紅腫、疼痛，甚至化膿，這時需要立即就醫，以防止感染擴散。部分患者術後會感覺抽脂或補脂部位有輕微的麻木或感覺異常，通常是因手術過程中，神經受到暫時性影響，導致知覺減弱，這種情況通常會在數週至數月內逐漸恢復。

2. 長期後遺症（術後一～六個月）

可能會出現抽脂部位的皮膚凹凸不平的現象，這通常是因為抽脂範圍不平均所導致。皮膚彈性較差的人而言，由於補入的脂肪需要新生血管供應養分，部分脂肪可能無法完全存活，導致術後被身體吸收，影響填充效果。一般而言，脂肪存活率約在五十～七十％之間，若吸收過多或脂肪部分壞死，可能需要二次補脂來達到理想的外觀。此外，若脂肪存活不佳，可能會形成脂肪鈣化、硬塊或囊腫（脂肪液化），這些硬塊可能影響觸感。更嚴重的情況則產生脂肪壞死，補脂區域的血液供應不足時，脂肪細胞可能會壞死。若壞死的脂肪未被身體自然代謝，可能會形成硬塊，這種情況需要再次手術介入來處理。因此，術後適度活動、多做深呼吸運動，以及遵從醫師的建議，都能有效降低此類風險。

3. 預防與降低風險

選擇經驗豐富的整形外科醫師是降低脂肪移植風險的關鍵，醫師的技術影響抽脂的均勻度及補脂的存活率，避免出現凹凸不平或吸收過快的問題。

4. 術後照護

供應區穿戴塑身衣一個月、冰敷二～七天、適當按摩並避免劇烈運動使血壓升高，都能幫助組織恢復，讓脂肪更穩定地存活。同時，在補脂時應控制填充量，避免一次補脂過多，影響脂肪的存活率。多做深呼吸，可增加血氧量，以提供補脂的血氧濃度。

手術技術選擇

雖然抽脂與補脂手術能夠改善身形與輪廓，但仍需審慎評估個人狀況，與專業醫師詳細討論，選擇合適的手術技術對預防鈣化及脂肪壞死至關重要。專業醫師會根據個人體質選擇最佳的脂肪移植方案：適當脂肪離心技術、微量脂肪注射、多層次多線條填充方法。

參考資料：

1. https://www.dr-chiu.com/articles/fat-transfer-to-buttocks
2. https://www.tpehealth.com/aes_service/%E8%87%AA%E9%AB%94%E8%84%82%E8%82%AA%E8%A3%9C%E8%84%82%E6%89%8B%E8%A1%93/
3. https://pureclinictw.com/%E8%87%AA%E9%AB%94%E8%84%82%E8%82%AA%E9%9A%86%E4%B9%B3-%E9%88%A3%E5%8C%96%EF%BC%9A%E5%BE%B5%E5%85%86%E3%80%81%E9%A0%90%E9%98%B2%E8%88%87%E6%B2%BB%E7%99%82%E6%96%B9%E5%BC%8F%E5%85%A8%E9%9D%A2%E8%A7%A3/

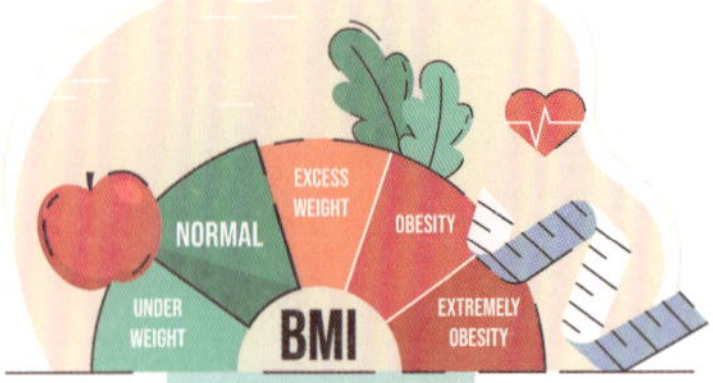

從「肥油」到「再生黃金」：揭開脂肪幹細胞的祕密

脂肪，該愛還是該恨？

每當提到脂肪，許多人會立即聯想到減肥、三高問題，或者是肚子上的「救生圈」。然而，這個常被誤解的脂肪，實際上是蘊藏著驚人潛力的「細胞寶庫」。脂肪不僅是能量的儲存庫，還擁有一種特殊的細胞——脂肪幹細胞（Adipose-Derived Stem Cells, ADSCs）。這些幹細胞不僅能夠幫助傷口癒合，還被廣泛應用於抗老、美容以及再生醫學領域，開啟了重建與修復的新紀元。

脂肪幹細胞是什麼？脂肪裡居然有幹細胞？

脂肪幹細胞（ADSCs）是一類源自脂肪組織的間質幹細胞（Mesenchymal Stem Cells, MSCs），在近年的幹細胞研究與再生醫學領域中逐漸受到重視。這些細胞展現出很高的可塑性與多向分化潛能，能夠在特定誘導條件下分化成多種不同的細胞類型。例如，它們可分化為脂肪細胞，用於重建或填補脂肪組織；也能轉化為骨細胞，以強化或修復骨骼結構；還可能分化為軟骨細胞，應用於關節損傷的修復；在神經修復的研究中，脂肪幹細胞也展現出向神經細胞分化的潛力，為周邊神經系統的疾病治療帶來可能的希望。

脂肪幹細胞的主要來源，是脂肪組織中的基質血管部分（stromal vascular fraction, SVF）。這一部分富含各類細胞，包括幹細胞、免疫細胞與內皮細胞等，透過專業的分離與培養技術，科學家能從中獲得純化程度極高的ADSCs。值得注意的是，除了具備自我複製與分化能力外，脂肪幹細胞還具有顯著的免疫調節功能，這使它們在細胞治療、自體移植以及多種退化性疾病的研究與臨床應用中展現出廣泛的潛力。隨著相關技術的日益成熟，ADSCs有望成為再生醫學領域中具代表性的細胞來源之一。

表13　脂肪幹細胞的特徵：

特徵	說明
來源豐富 且易取得	脂肪組織是人體最豐富的幹細胞來源之一，其數量遠超過骨髓。
微創取得	抽脂手術相對簡單且安全，病人的接受度高，對於少量的脂肪的提取過程幾乎沒有重大風險。
高幹細胞含量	每克脂肪大約可以提取出 100,000 至 500,000 個幹細胞，這一數量遠高於骨髓。
多向分化能力	脂肪幹細胞經由不同的生長激素及培養液，能夠分化為脂肪、骨、軟骨、肌肉、神經、內皮細胞等多種細胞類型，為再生醫學提供廣泛的應用可能。
免疫調節功能	這些幹細胞能有效降低發炎反應，並促進組織修復，對於免疫相關疾病的治療具有潛力。
低免疫原性	脂肪幹細胞的免疫原性較低，意味著同種異體移植的風險較小，對於未來的細胞療法有很大的應用價值。

與其他幹細胞的比較

幹細胞作為再生醫學中不可或缺的重要資源，不同類型的幹細胞因其來源、取得方式以及臨床可行性各有差異，這些差異直接影響它們在臨床上的應用範圍與效果。骨髓間充質幹細胞（MSC）是最早被廣泛應用的幹細胞之一，主要來源於人體骨髓。雖然骨髓中幹細胞的含量屬於中等偏少，但由於其提取方法需要通過骨髓穿刺，這是一種較為侵入性的操作，因此在大規模採集時存在一定限制。儘管如此，骨髓幹細胞的臨床應用歷史悠久，相關的提取和培養技術已經趨於標準化，為其臨床使用提供了穩定的技術保障。

相較之下，臍帶間充質幹細胞（Umbilical Cord, UCMC）則來自新生兒的臍帶，這是一種相對更原始的幹細胞來源。臍帶幹細胞的數量較多，且獲取過程在分娩後進行，對母親與嬰兒無害，因而成為幹細胞研究中的重要資源。然而，臍帶幹細胞的臨床應用受到供應來源有限及醫學倫理規範的制約，這限制了其在臨床上的普遍應用。

脂肪衍生幹細胞（ADSC）因其來源於人體脂肪組織，展現出極高的細胞含量和強大的增殖能力，成為目前最具潛力的幹細胞之一。其取得方式通常透過抽脂手術，這種操作相較骨髓穿刺更為低侵入性且程序相對簡便，減少了病人痛苦和風險。正因為這些優勢，脂肪幹細胞在臨床應用中展現出更高的可行性與靈活性，成為再生醫學領域中備受關注的細胞來源。總體來看，這三種幹細胞各有其優劣，根據具體治療需求和臨床條件的不同，選擇合適的幹細胞類型對於療效的達成至關重要。

脂肪幹細胞的限制與風險

儘管脂肪幹細胞在臨床應用中展現出很大的潛力，但其實際使用過程中仍面臨諸多挑戰與風險，這些因素可能影響治療的安全性和效果。首先，細胞標準化不足是一個重要問題。由於不同實驗室在幹細胞的提取和處理方法上存在差異，導致所獲得的脂肪幹細胞在功能和品質上可能有顯著差異，進而影響最終的治療效果。此外，醫學倫理和法規限制也是不可忽視的挑戰。在許多國家和地區，脂肪幹細胞的臨床應用必須經過嚴格的政府審查和批准，這不僅延緩了相關療法的推廣，也限制了其應用範圍。

腫瘤風險需加以嚴密監控。雖然目前臨床尚未出現使用脂肪幹細胞後直接引發腫瘤形成的明顯案例，但部分研究顯示這類幹細胞可能促進腫瘤的血管新生，增加腫瘤微環境的活性，因此在癌症病人的臨床使用幹細胞上必須謹慎評估與監控相關風險。最後，儲存與運送會和細胞存活有關係，也為脂肪幹細胞的臨床應用帶來挑戰。由於不同醫院和實驗室採用的製備方法各異，導致細胞品質存在差異，這種不穩定性進一步影響了治療效果的穩定與可預測性。雖然脂肪幹細胞在再生醫學中具有廣闊的應用前景，但面對上述限制與風險，仍需持續優化技術標準、完善監管體系，以確保其安全有效地推廣應用。

脂肪幹細胞的體外壽命與傳代潛力

脂肪幹細胞的複製能力一直是科學研究與臨床應用中的核心議題之一。一般而言，ADSCs 在體外可穩定傳代約十至十五代，在低氧環境、無血清培養等優化條件下甚至能延長至二十代以上。然而，這並不表示傳代次數愈多就愈好。實際上，隨著傳代的累積，幹細胞的生物特性將逐漸衰退，這包括增殖速度的下降、多向分化能力的減弱，以及細胞老化現象的加劇，例如 β-galactosidase 表現的上升。此外，染色體的穩定性也可能隨著世代遞增而出現變異，進而影響細胞的功能完整性與安全性。

這樣的變化對於幹細胞的臨床應用具有顯著的影響。因為在所有再生醫學、抗老化治療或細胞療法的操作中，幹細胞的品質決定了最終的治療成效與風險高低。當幹細胞被過度傳代後，不僅可能產生基因不穩定的風險，還可能導致分化失效或表現異常，甚至增加臨床應用中的不確定性與潛在危險。這也正是為什麼醫學界對傳代次數設有明確建議的原因之一。

若脂肪幹細胞是用於實際的臨床治療，例如注射型再生療法、脂肪移植輔助或關節修復，則應盡可能選用第三至第五代之間的細胞，避免過度傳代所帶來的風險。若應用於實驗室研究或機轉探索，最多可傳代至第十至第十五代，但仍需同步監控細胞的老化指標與分化潛能。至於大量細胞製備的需求，則建議在初期即建立主細胞庫（Master Cell Bank），避免因不同批次反覆傳代而導致細胞特性不一致的問題。

這些規範與建議的核心目的，在於確保幹細胞應用於人體時的安全性、有效性與可預測性。當我們進一步探討脂肪幹細胞在臨床上的應用時，例如脂肪移植手術中是否應加入幹細胞，我們也會再次看到細胞品質所扮演的關鍵角色。

幹細胞輔助脂肪移植：從技術到應用情境

在美容醫學與重建外科中，游離脂肪移植（Free Fat Grafting）已成為常見技術。然而，關於是否應在此過程中加入脂肪幹細胞（ADSCs），醫學界仍持續進行研究與討論。簡單來說，脂肪幹細胞的加入雖非絕對必要，但在特定條件下確實能顯著提升移植脂肪的存活率與整體效果。這樣的技術被稱為「幹細胞輔助脂肪移植」（Cell-Assisted Lipotransfer, CAL）。

傳統的游離脂肪移植，或稱脂肪移植，或注射脂肪指的是將脂肪從人體某處抽取後，直接注射至另一處需要填補的部位。由於這些移植脂肪缺乏血管供應，極易出現吸收快、存活率低甚至局部壞死的問題。脂肪細胞對缺氧極為敏感，若移植後無法迅速建立新的微血管供應養分系統，便無法維持細胞代謝與生存。這種現象不僅會影響填補效果的穩定性，也可能造成脂肪硬塊或壞化、凹陷或不對稱等外觀問題。

當脂肪幹細胞被引入至移植程序中，情況便有所改善。ADSCs 擁有促進血管新生的能力，能夠刺激血管內皮細胞增生，協助建立新的血流供應。同時，它們還能釋放多種修復因子，加速組織重建、減少發炎反應，從而提升脂肪移植後的穩定性與自然外觀。二〇〇八年的臨床研究也證實，在臉部填補手術中加入 ADSCs 的組別，其脂肪存活率明顯高於未加入者，且外觀更為自然。此後，在二〇一三年的隨機對照人體試驗中也進一步佐證 CAL 的安全性與效果，指出其能提升脂肪層厚度與區域血流，顯著優於傳統方法。

儘管 CAL 技術具備臨床潛力，但在操作與實施上仍存在不少限制與挑戰。首先，脂肪幹細胞的分離與純化需仰賴專業設備與無菌操作室，過程耗時且費用高昂。其次，在多數國家，將脂肪經由體外純化再回輸體內，已被法律定義為細胞治療行為，須依照醫療法規進行申報與審查。此外，由於患者個體差異、幹細胞品質與數量的波動，以及外科操作技術的不同，最終臨床效果仍可能出現一定變異。

在實務應用方面，幹細胞的加入是否必要，仍應依據實際情境而定。例如在進行小量的臉部輪廓雕塑時，單純脂肪已可達到滿意的填補效果，此時使用幹細胞不僅成本過高，也未必有顯著效益。然而，若是面對大體積如乳房重建手術，或在放射治療組織攣縮區域，或曾多次脂肪填補後效果不穩定的患者，則建議合併使用 ADSCs，以提升移植脂肪的存活率與穩定性，並促進組織重建與血管新生。

總結來說，脂肪幹細胞在脂肪移植中的角色雖非絕對必要，但在特定條件下卻能成為一種有效的輔助手段。它們不僅有助於提升脂肪的存活率與自然感，還能加速組織修復並穩定手術成效。若患者考慮接受此類療程，應與醫師充分討論適應症與預期效果，同時確認相關操作是否符合法規，以確保療程的安全與合法性。

脂肪幹細胞的應用：減脂之後的再生奇蹟

脂肪幹細胞的應用領域遠遠超越傳統對美容與體態雕塑的期待，在再生醫學、組織工程、免疫調節等多個領域中展現出令人矚目的潛力。這些細胞所蘊含的多向分化能力與免疫調節特性，使它們成為當代再生醫學中備受矚目的關鍵角色。

在再生醫學與組織修復方面，脂肪幹細胞可能應用於各種軟組織重建，例如臉部的體積修復與乳房重建手術，不僅能補足缺損組織，還能改善皮膚的質地與延緩老化過程。更進一步地，它們也在硬骨的再生中可能扮演協助的角色，在膝關節炎等退化性疾病的治療中可能展現臨床潛力。近年來，脂肪幹細胞在神經再生領域的研究也逐漸增溫。

除了再生修復，脂肪幹細胞在細胞治療與免疫調節上也具高度價值。研究發現，這些細胞能夠有效調節免疫反應，減緩發炎現象，對於類風濕性關節炎與克隆氏症等自體免疫疾病的治療提供了新的方向。其抗發炎的特性也促進了組織的修復與再生，進一步強化其在臨床治療上的多元性。

近年來，與脂肪幹細胞同樣熱門的有：富有血小板血漿（PRP）與外泌體（Exosome）。

表14　脂肪幹細胞 vs. 富有血小板血漿 vs. 外泌體功能比較表

項目	脂肪幹細胞（ADSCs）	富含血小板血漿（PRP）	外泌體（Exosomes）
來源	自體脂肪	自體血液	幹細胞（如脂肪幹細胞、臍帶、骨髓等）培養液中提取
主要成分	幹細胞本體＋支持細胞	血小板＋生長因子	奈米級囊泡，含有蛋白質、mRNA、生長因子等活性物質
是否含幹細胞	有幹細胞	無	無幹細胞本體，但來自幹細胞的「訊號」
修復機制	細胞分化分泌生長因子，參與組織重建	釋放短期生長因子，刺激修復	攜帶「細胞間訊息」，調控組織修復、抗發炎、促進膠原增生
作用時間	可長期存活與分泌生長因子	幾天內釋放完畢	中等，可達數天至數週，但不具再生能力
應用領域	醫美、關節退化、慢性傷口、放射損傷等	醫美、運動傷害、手術後修復	抗老、美白、增髮、抗發炎、實驗性神經疾病（如中風後恢復）
施打方式	注射（補脂或細胞注射）	注射或導入（微針、電波後）	導入或注射（尚未規範化）

項目	脂肪幹細胞（ADSCs）	富含血小板血漿（PRP）	外泌體（Exosomes）
台灣法規	須符合《特管辦法》，須申報細胞製程與用途	法規鬆，臨床常規項目，不需申報	尚未正式納入醫療使用規範，多為「化妝品等級」引進
安全性	要考慮免疫的問題，自體來源，若製程合規安全性高	自體血液，安全性高	沒有免疫的問題，依來源而異，若為未經認證的外泌體產品，風險未知
臨床使用現況	可合法應用中（如膝關節炎、乳房重建）	廣泛使用於醫美與關節修復	仍在研究階段

如何理解三種熱門再生醫學技術的差異？

若要用一個簡單的比喻幫助理解脂肪幹細胞、PRP 和外泌體之間的差別，可將三者分別視為一支工程團隊中的不同角色。脂肪幹細胞就像是一隊能夠實際動手修復房屋的工人，能直接參與組織的重建與修補，具備細胞本體與再生潛力。PRP 則像是一桶灌溉植物的水肥，提供營養與短期刺激，促進周邊細胞的活性，雖然沒有再生的主體，但能創造修復的有利環境。至於外泌體，則更像是一批攜帶修復訊號的大量（三億～五億）快遞小包，它們本身不是細胞，是一些訊息 RNA 及生長因子，卻能將指令送達給其他受傷或老化的細胞，啟動一連串修復、抗發炎與重建的訊號傳遞。

儘管這三種技術皆在臨床中扮演不同角色，但在選擇應用時，仍須與專業醫師討論並根據病患需求、治療目標、來源安全性與法規條件來做出判斷。

在臨床實務中，脂肪幹細胞、富含血小板血漿與外泌體三種技術皆屬於常見的再生療程方式。脂肪幹細胞是從患者自體脂肪中取得，經抽脂與處理後可獲得具有修復能力的幹細胞，常見於臉部、乳房或關節處的脂肪移植中強化其存活與再生效果。PRP 則是從患者血液中經離心濃縮而來，富含血小板及生長因子，主要作用在退化性關節炎與軟組織修復。外泌體則是幹細胞在培養過程中釋放的胞外囊泡，內含多種訊號 RNA 與生長與修復因子，具備免疫調節與促進組織代謝的作用，通常用於醫美療程中，例如術後護理、皮膚亮白或緊實修復等情境，其他的臨床應用研究也正在大量展開。

這三種療法在臨床中有其獨特應用，但每一項也都有其應注意的風險與限制。脂肪幹細胞治療須依照《特定醫療技術檢查檢驗醫療儀器施行或使用管理辦法》（特管辦法）進行，並限於合法機構執行。潛在風險包括注射部位的腫脹、瘀青、感染，以及在與脂肪移植合併時，可能出現脂肪硬塊或吸收不均。若製程不合規，亦可能增加感染或細胞失效的風險。

PRP 屬於自體血製品，其安全性相對較高，但注射後可能出現短暫不適或紅腫，且療效會因個體體質而有所不同，通常需多次施打以維持效果。外泌體的應用則尚處於法規與臨床發展階段，特別是非自體來源的外泌體產品，若製程不明或未經認證，可能帶有潛在的過敏、感染或來源不明的生物風險，其醫學依據亦仍在建構中。

因此，不論選擇哪一種療程，病患皆應由醫師評估後再行施作，切勿私自購買或接受來源不明的療程。若本身患有慢性病、免疫疾病，或處於懷孕、哺乳期，也應主動與醫師說明，以便獲得最佳建議與處置。所有療效均因人而異，且多屬自費項目，建議事先了解收費、追蹤計畫與術後照顧流程，以保障自身權益與治療品質。

未來的挑戰與機遇

脂肪幹細胞的研究和應用日益增多，但它的潛力仍然遠未完全發揮，未來還需要克服一系列技術挑戰和倫理問題。隨著研究的深入，脂肪幹細胞可能將在未來的治療中扮演更重要的角色，成為人類對抗衰老、重建健康的新利器。

參考資料：

1. Zuk, P. A. et al. (2001). Multilineage cells from human adipose tissue: implications for cell-based therapies. Tissue Eng, 7(2), 211–228.
2. Gimble, J. M. et al. (2007). Adipose-derived stem cells for regenerative medicine. Circulation Research, 100(9), 1249–1260.

3. Fraser, J. K. et al. (2006). Fat tissue: an underappreciated source of stem cells for biotechnology. Trends Biotechnol, 24(4), 150–154.
4. Puissant, B. et al. (2005). Immunomodulatory effect of human adipose tissue-derived adult stem cells: comparison with bone marrow mesenchymal stem cells. British Journal of Haematology, 129(1), 118–129.
5. Yoshimura, K. et al. (2008). Cell-assisted lipotransfer for facial lipoatrophy: efficacy of clinical use of adipose-derived stem cells. Dermatol Surg, 34(9), 1178–1185.
6. Koh, Y. G. et al. (2012). Mesenchymal stem cell injections improve symptoms of knee osteoarthritis. Clin Orthop Relat Res, 470(1), 370–378.
7. Lu, F. et al. (2011). Improved viability of random pattern skin flaps through the use of adipose-derived stem cells. Plast Reconstr Surg, 128(2), 373–380.
8. Koh YG, et al. (2012). Mesenchymal stem cells improve symptoms of knee osteoarthritis. Clin Orthop Relat Res, 470(1), 370–378.
9. Bourin P, et al. Stromal cells from the adipose tissue-derived stromal vascular fraction and culture expanded adipose tissue-derived stromal/stem cells: a joint statement of IFATS and ISCT. Cytotherapy. 2013;15(6):641–8.
10. Mitchell JB, et al. Immunophenotype of human adipose-derived cells: temporal changes in stromal-associated and stem cell-associated markers. Stem Cells. 2006;24(2):376–85.

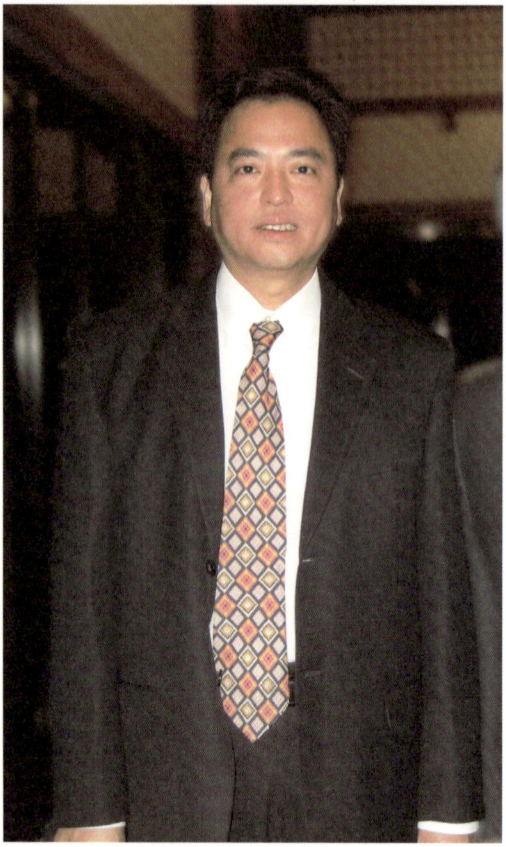

本書作者鄭明輝院長減重前照片

照片攝於2006年。鄭院長自2008年起，實行SMART健康管理計畫，搭配低碳飲食、每日控制攝取熱量約1800大卡，並維持每週2次規律的核心重量訓練，及一場高爾夫。與2006年相比，體重已經減輕超過14公斤，並維持至今，用行動展現對體態管理的專業與成果。

11. Bourin et al., 2013, Cytotherapy:
12. Kolle et al., 2013, The Lancet: CAL
13. Kwon et al., Aesthetic Plastic Surgery, 2015
14. Koh et al., Dermatol Surg, 2012
15. Bari et al., Cells, 2019
16. Taiwan MOHW 衛福部特管辦法、PRP自體血產品規定（2023）

CHAPTER

5

破解減重迷思

別再被錯誤觀念耽誤

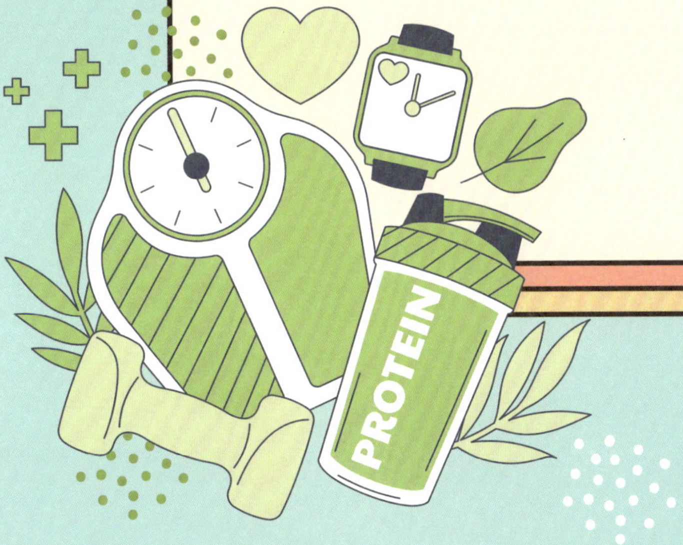

迷思一：減重只需要計算熱量？

許多人認為減重的關鍵在於單純的熱量計算，只要攝取的熱量少於消耗的熱量，就能成功瘦身。然而，這種觀點忽略了食物的質量與營養密度。

1. 熱量的質比數量更重要

相同熱量的食物，對身體的影響可能完全不同。例如，二〇〇大卡的堅果含有豐富的蛋白質與健康脂肪，能提供較長時間的飽足感，並穩定血糖；而二〇〇大卡的糖果則主要由精製糖組成，容易引起血糖波動，導致更快產生飢餓感。

2. 飲食的營養比例影響代謝

除了總熱量，食物的營養成分比例（如碳水化合物、蛋白質和脂肪）會影響身體的新陳代謝。高蛋白飲食可提高基礎代謝率，幫助維持肌肉量，而過多的精製碳水化合物則可能引發胰島素波動，導致脂肪囤積。

3. 身體的適應性與代謝調整

長期過度限制熱量攝取，身體會進入「節能模式」，降低新陳代謝，使減重進入停滯期。因此，持續調整飲食與運動計畫，比單純計算熱量更重要。

迷思二：低脂飲食比較健康？

在過去的飲食潮流中，低脂飲食被認為是健康的減重方式。然而，並非所有脂肪都是有害的，適當攝取健康脂肪對人體有益。

1. 低脂食品不一定更健康

許多標榜低脂的食品，如低脂餅乾、低脂冰淇淋，為了彌補口感，往往額外添加糖與精製碳水化合物，反而可能導致血糖波動，甚至增加體脂肪。

2. 健康脂肪有助於代謝與飽足感

脂肪是身體必需的營養素之一，適量攝取如橄欖油、魚油、堅果等富含Omega-3的脂肪，可幫助降低發炎、促進心血管健康，並增加飽足感，有助於體重管理。

迷思三：斷食減重容易傷身？

近年來，間歇性斷食成為熱門減重方式，許多人擔心斷食會對健康造成負面影響。事實上，正確實施斷食不僅有助於減重，還能改善代謝健康。

1. 斷食如何幫助減重？

斷食期間，身體會逐步消耗肝醣儲備，當肝醣用盡後，便開始燃燒脂肪作為能量來源，進入生酮狀態（Ketosis）。

2. 斷食對胰島素與血糖的影響

研究顯示，適當的間歇性斷食有助於降低胰島素，提高胰島素敏感性，減少胰島素阻抗的風險，進而降低2型糖尿病的機率。

3. 斷食的潛在風險

長期或不當斷食可能導致營養攝取不足、荷爾蒙失衡、情緒波動等問題，因此需根據個人體質與健康狀況來調整斷食方式。

斷食對胰島素的影響有幾個重要的生理效應。以下是一些關鍵點：

- **胰島素敏感性改善**：研究表明，斷食或間歇性斷食能改善胰島素敏感性，也就是說，身體能夠更有效地利用胰島素來處理血糖。這有助於降低胰島素抵抗的風險，從而減少罹患2型糖尿病的機會。
- **胰島素濃度降低**：斷食期間，因為食物攝入量減少，血糖濃度保持穩定，身體分泌的胰島素量也會降低。這種降低有助於減少胰島素相關的健康問題，比如肥胖和代謝綜合症。
- **短期斷食的效應**：短期的斷食（如間歇性斷食）可以幫助身體進入一種脂肪燃燒的狀態，從而降低體內的胰島素。當身體進行斷食時，它會使用儲存的脂肪來產生能量，這不僅減少了對胰島素的需求，也有助於減少脂肪積累。
- **長期斷食的影響**：長期的斷食（例如幾天以上）可能對胰島素的影響更為顯著，通常會導致胰島素的分泌顯著下降。但這樣的做法需要在專業醫師的指導下進行，以避免不良健康影響。

總結來說，斷食有助於改善胰島素敏感性並降低胰島素濃度，對減少糖尿病風險以及改善整體代謝健康有正面效果。然而，這也因個人的健康狀況而異，若有相關疾病（如糖尿病或代謝症候群），在進行斷食之前應先與醫師討論。

迷思四：不吃早餐會影響減重成效？

許多人認為「早餐是一天中最重要的一餐」，不吃早餐會導致代謝下降，影響減重。但最新研究顯示，早餐的重要性取決於個人飲食習慣與飲食內容。

1. 斷食並非鼓勵不進食，而是調整進食時間

間歇性斷食的一種常見模式是16：8，即每天十六小時斷食，八小時內進食。例如，將早餐推遲到中午，並在晚上八點前結束進食。這樣的飲食方式可幫助控制總熱量攝取，並穩定血糖。

2. 關鍵在於均衡營養

減重的關鍵不是是否吃早餐，而是整體飲食是否均衡。無論是否吃早餐，每餐都應攝取

充足的蛋白質、健康脂肪與蔬菜，以維持營養均衡與飽足感。

迷思五：少量多餐一定瘦？

過去的飲食建議常提倡「少量多餐」，但這是特別針對十二指腸潰瘍患者的建議，這種方式不一定適合所有人，有時可能對減重造成反效果。

1. 少量多餐可能影響胰島素調節

頻繁進食會讓胰島素長時間處於高濃度，促進脂肪儲存，反而不利於減重。

2. 消化系統的負擔

長期頻繁進食可能讓消化系統持續運作，增加胃腸負擔，影響消化與吸收功能。

3. 以個人需求調整餐次

少量多餐可能適合部分消化功能較差或血糖不穩定的人，但對於大多數人而言，控制進食頻率與總熱量攝取更為重要。

迷思六：減肥只靠多運動就好？

運動對健康有許多好處，但單靠運動來減肥或減重並不現實，飲食控制才是關鍵。

1. 運動消耗的熱量有限

即使進行高強度運動，一小時內最多消耗五〇〇～七〇〇卡，而一餐高熱量食物可能超過一〇〇〇大卡。若不控制飲食，運動的減肥或減重效果有限。

2. 過度運動可能增加食慾與壓力

高強度運動可能導致飢餓感增加，若飲食未加以控制，容易補回甚至超過運動消耗的熱量。此外，過度運動可能造成心理壓力，影響長期減肥或減重效果。

3. 七分靠飲食，三分靠運動

最有效的減重策略是「飲食與運動並行」，透過飲食調整來控制總熱量攝取，搭配適量運動來提升新陳代謝與肌肉量。

減重並非單純計算熱量或追求極端飲食，而是需要從整體飲食營養、代謝調節與生活習慣著手。透過正確的飲食選擇、適當的運動與良好的生活方式調整，才能達成健康且可持續的減重目標。

結論：內外皆美，安全蛻變

本書從梳理脂肪的結構、代謝的邏輯、各種影響脂肪增減的因素到科技的應用，逐步揭開脂肪的真面目：它既不是單純的敵人，也不是完美的盟友，而是與我們共生的智慧組織。脂肪傳達給身體的訊息，其實始終存在，只是我們過去常常誤解它。若願意放下對脂肪的成見，以科學的方式理解它、用技術尊重它，它便不再是沉重的負擔，而能轉化為健康與自信的資產。

這場旅程的終點，不在於「變瘦」，也不只為了「變美」，而是一種嶄新的姿態：我們不再與脂肪對立，而是學會與自己的身體和解。從此，不再困於數字或外表的框架，而是擁抱屬於自己健康的節奏與平衡。

身體文化 198

脂肪魔術師：增脂、減脂、補脂，雕刻完美曲線

作　者—鄭明輝
照片提供—鄭明輝
內頁插畫—徐筱媛
內容協力—江月英、汪仁媖、林佑檣、林佳佑、邱子庭、姚于文、許錦芳、曾瑋琳、廖美婷、鄭苙楨
主　編—謝翠鈺
副主編—廖宜家
行銷企劃—鄭家謙
封面設計—兒日設計
美術編輯—李宜芝

董事長—趙政岷
出版者—時報文化出版企業股份有限公司
108019 台北市和平西路三段二四〇號七樓
發行專線—（〇二）二三〇六六八四二
讀者服務專線—〇八〇〇二三一七〇五
（〇二）二三〇四七一〇三
讀者服務傳真—（〇二）二三〇四六八五八
郵撥—一九三四四七二四時報文化出版公司
信箱—一〇八九九　台北華江橋郵局第九九信箱

時報悅讀網—http://www.readingtimes.com.tw
法律顧問—理律法律事務所　陳長文律師、李念祖律師
印　刷—華展印刷有限公司
初版一刷—二〇二五年七月十八日
定　價—新台幣四八〇元
缺頁或破損的書，請寄回更換

時報文化出版公司成立於一九七五年，
並於一九九九年股票上櫃公開發行，於二〇〇八年脫離中時集團非屬旺中，
以「尊重智慧與創意的文化事業」為信念。

脂肪魔術師：增脂、減脂、補脂，雕刻完美曲線／鄭明輝著. -- 初版.
-- 臺北市：時報文化出版企業股份有限公司，2025.07
面；　公分. --（身體文化；198）
ISBN 978-626-419-599-7（平裝）

1.CST: 減重 2.CST: 脂肪 3.CST: 塑身 4.CST: 健康法

411.94　　114007882

ISBN 978-626-419-599-7
Printed in Taiwan